JN081789

整形外科名医のワンテーマ深掘り

# 腰部脊柱管狭窄症・坐骨神経痛

実例、検査、保存療法、手術療法、日常生活の注意点、Q＆A

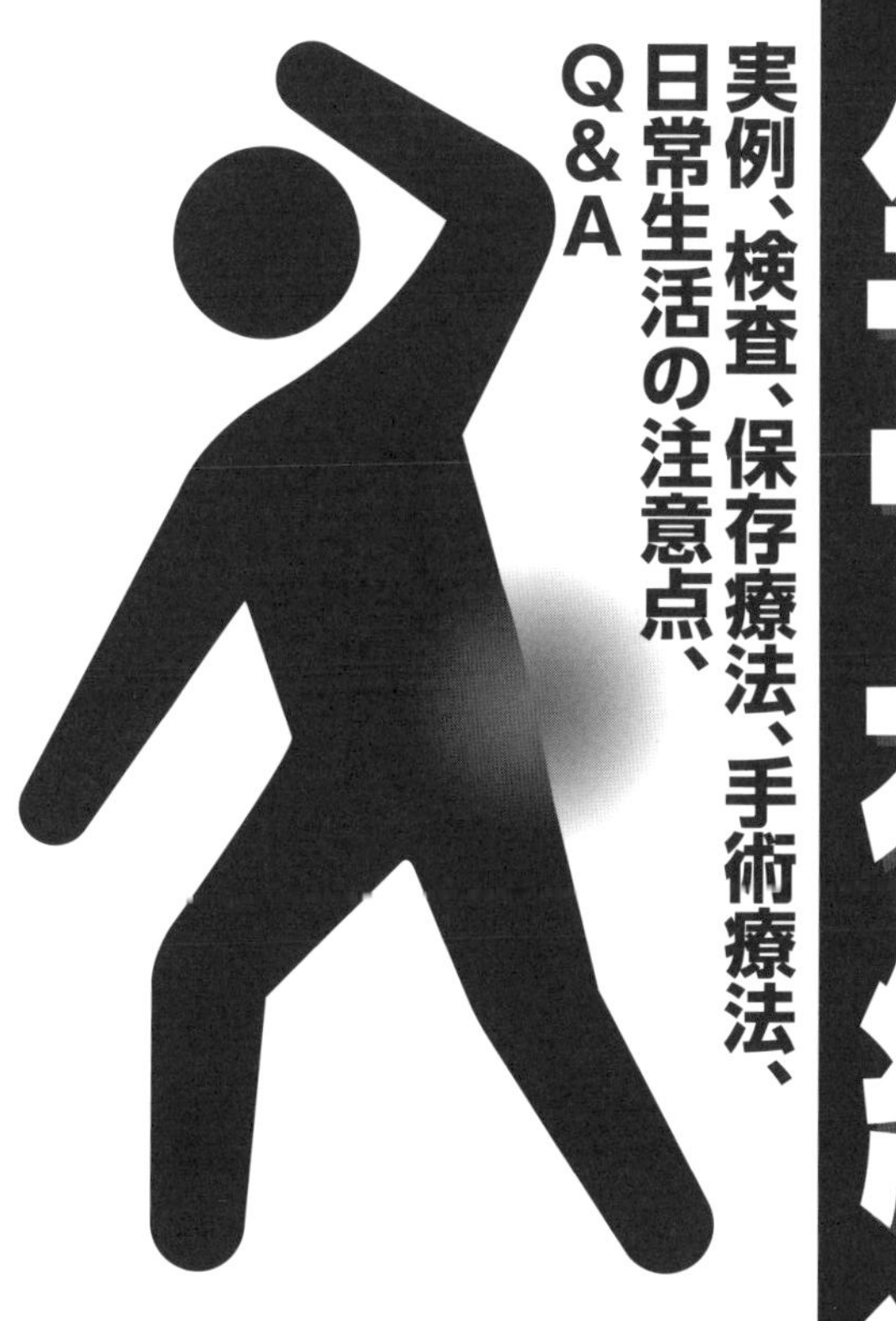

著者

松本 守雄

慶應義塾大学医学部整形外科教授

渡辺 航太

慶應義塾大学医学部整形外科准教授

法 研

# はじめに

わが国では近年急速な勢いで高齢化が進んでおり、人生１００年時代が現実のものになろうとしています。高齢者の方々がみずから動き、自立した生活を送るとともに可能な限り社会参加を続けることは、ご本人にとっても、まわりのご家族にとっても、また活力ある社会のためにも望ましく、そのためには足腰が健康であることがとても大切です。

本書で取り上げる腰部脊柱管狭窄症（ようぶせきちゅうかんきょうさくしょう）は高齢者に多くみられる腰の病気です。腰痛や脚の痛み・しびれのために長く立ったり歩いたりするのが困難になるため、旅行やスポーツはおろか、駅やスーパーマーケットに行くのもつらくなり、日常生活が大きく制限されてしまいます。長年の勤続後に退職し、あるいは子育てが終わり、やっとゆっくり旅行にでも行けると思っていたら、腰部脊柱管狭窄症のため長く歩けないので残念ながら旅行も諦めたという方も少なからずいらっしゃいました。

しかし、現在では腰部脊柱管狭窄症の診断や治療の技術は非常に進歩しています。さまざまな薬、運動療法、神経ブロック療法などによる保存治療が行われ、効果がなければ手術療法、それも患者さんのご負担を極力軽くする低侵襲手術が行われます。治療により足腰の痛みやしびれが軽くなり、多くの方々が元のように歩けるようになって日常生活を取り戻し、旅行やスポーツも楽しめるようになります。

本書では腰部脊柱管狭窄症がどのような病気かということから始まり、診断に至るまでの過程、具体的な治療方法と期待される結果やリスクなどについて慶應義塾大学病院医学部整形外科での長年の取り組みをもとに解説させていただきます。外来などで患者さんからよくお受けする質問に対する回答も含め、具体的かつわかりやすい内容になるように心がけました。腰部脊柱管狭窄症にお悩みの方々が適切な診療によって足腰の健康を取り戻し、再びいきいきと楽しい生活に戻っていただくために、本書がお役に立つことを願ってやみません。

令和6年5月

松本　守雄
渡辺　航太

# 目次



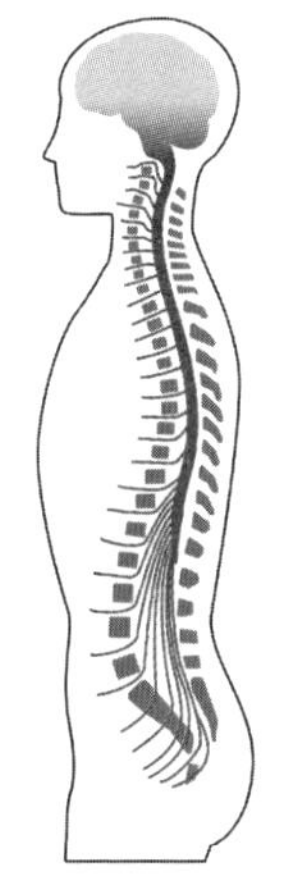

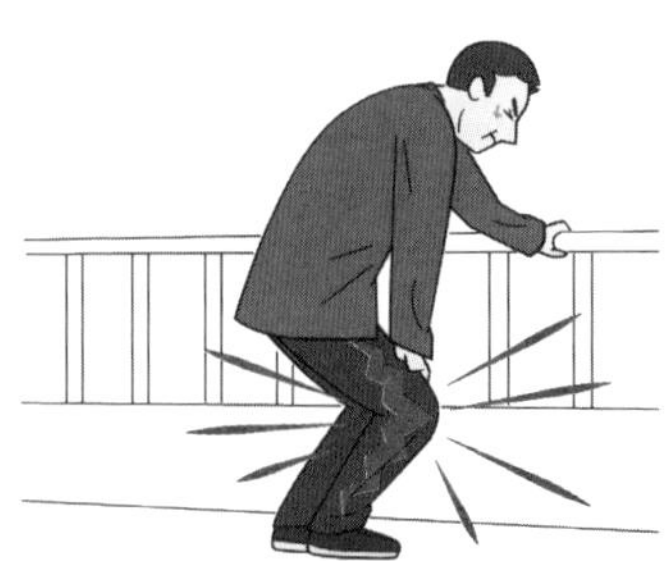

## 第2章 「腰部脊柱管狭窄症」の原因・メカニズム …… 21



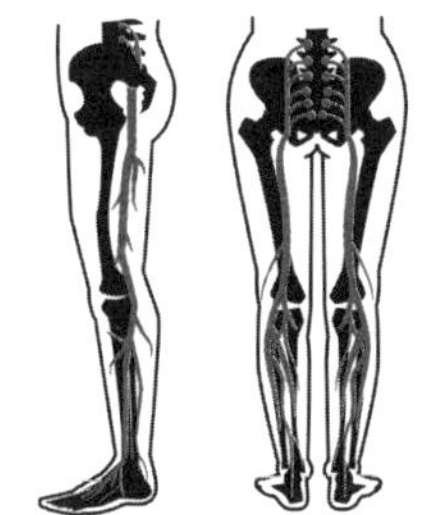

## 第3章 「腰部脊柱管狭窄症」の受診から検査まで …… 35



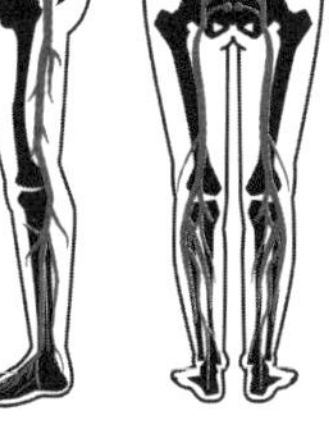

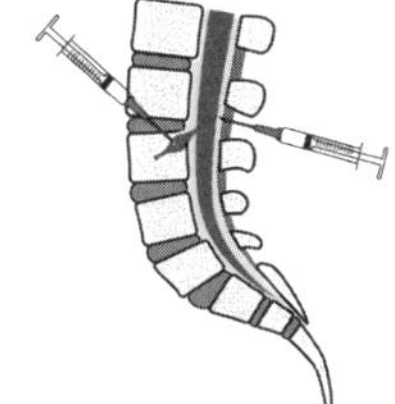

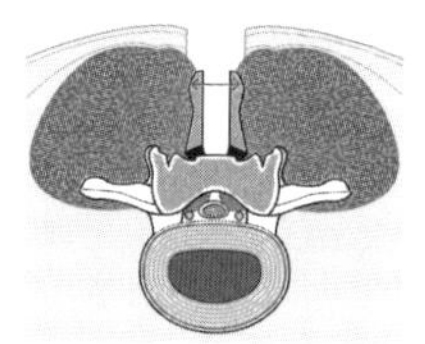

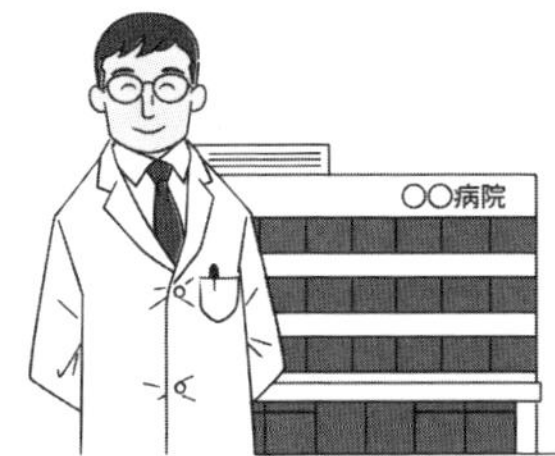
○○病院

## ■ 背骨（脊柱）の構造

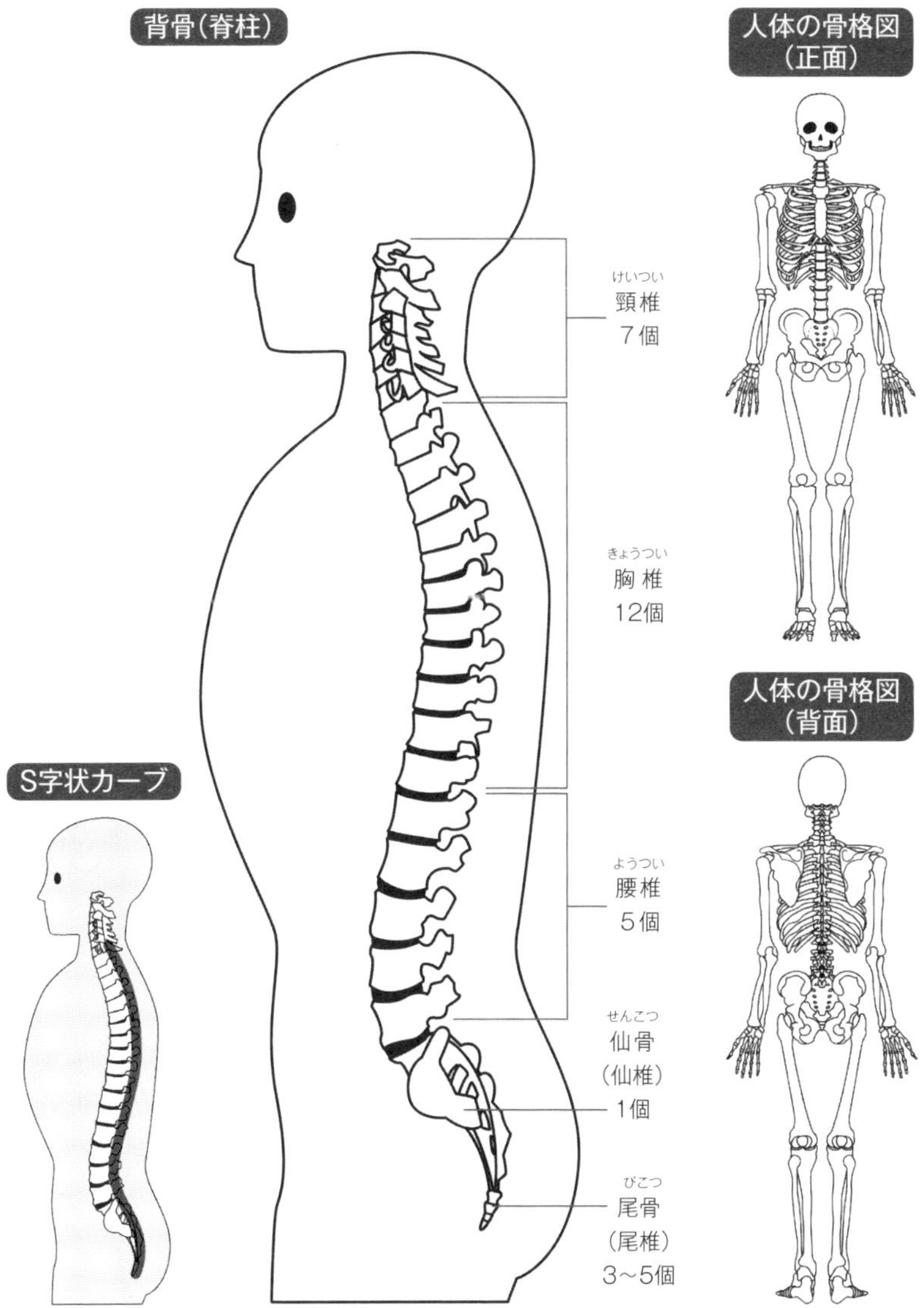


背骨は、頸椎から腰椎まで椎骨という骨が24個、積み重なってできている。腰椎の下には仙骨（仙椎）と尾骨（尾椎）がつながっている。私たちの体を支える背骨は、横から見るとＳ字状のカーブを描いているが、このＳ字状のカーブが重い頭部を支え、体の動きに応じてしなってバランスを取る役割をしている

## ■ 脊椎(せきつい)と神経

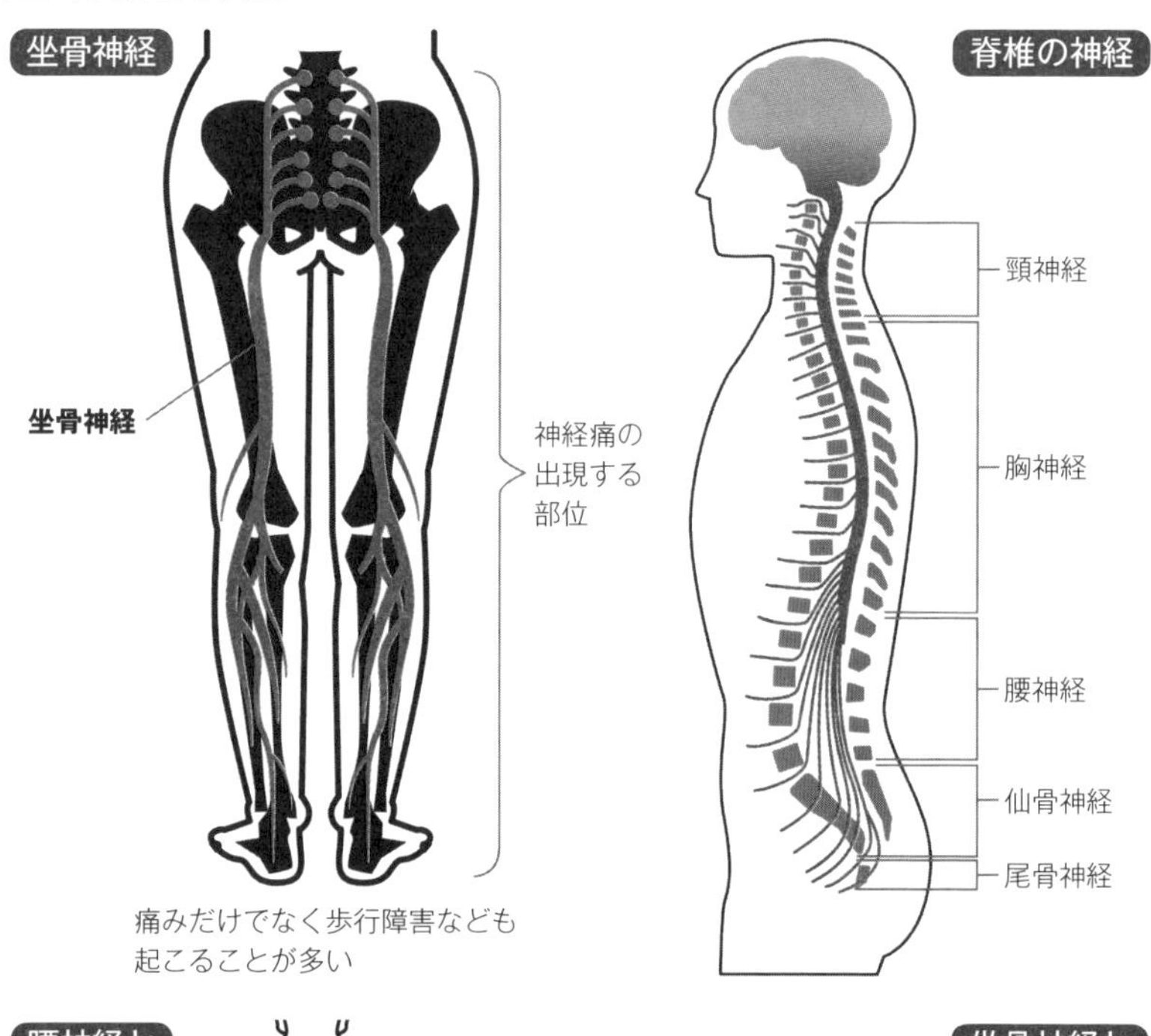


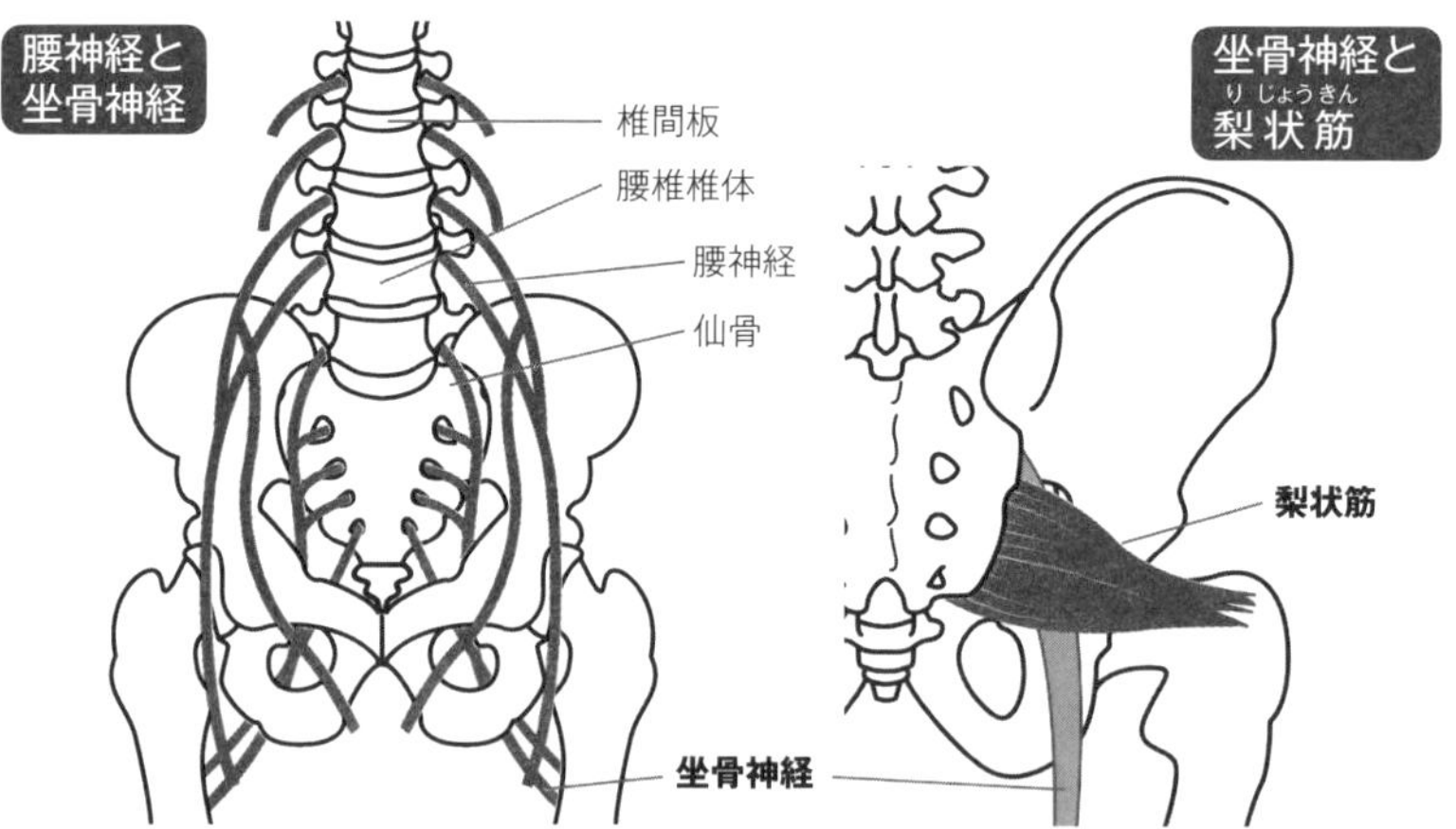


脳からつながる脊椎の神経は、頸神経、胸神経、腰神経、仙骨神経、尾骨神経に分けられる。腰神経、仙骨神経が何本か集まってできているのが坐骨神経。坐骨神経はおしりから足先まで伸びていて、坐骨神経に沿ってあらわれる症状の総称が坐骨神経痛。坐骨神経は骨盤の中にある梨状筋の下を通っているが、この梨状筋によって坐骨神経が締めつけられて痛むこともある

# ■ 椎骨と椎間板

椎骨・椎間板を上から見た断面

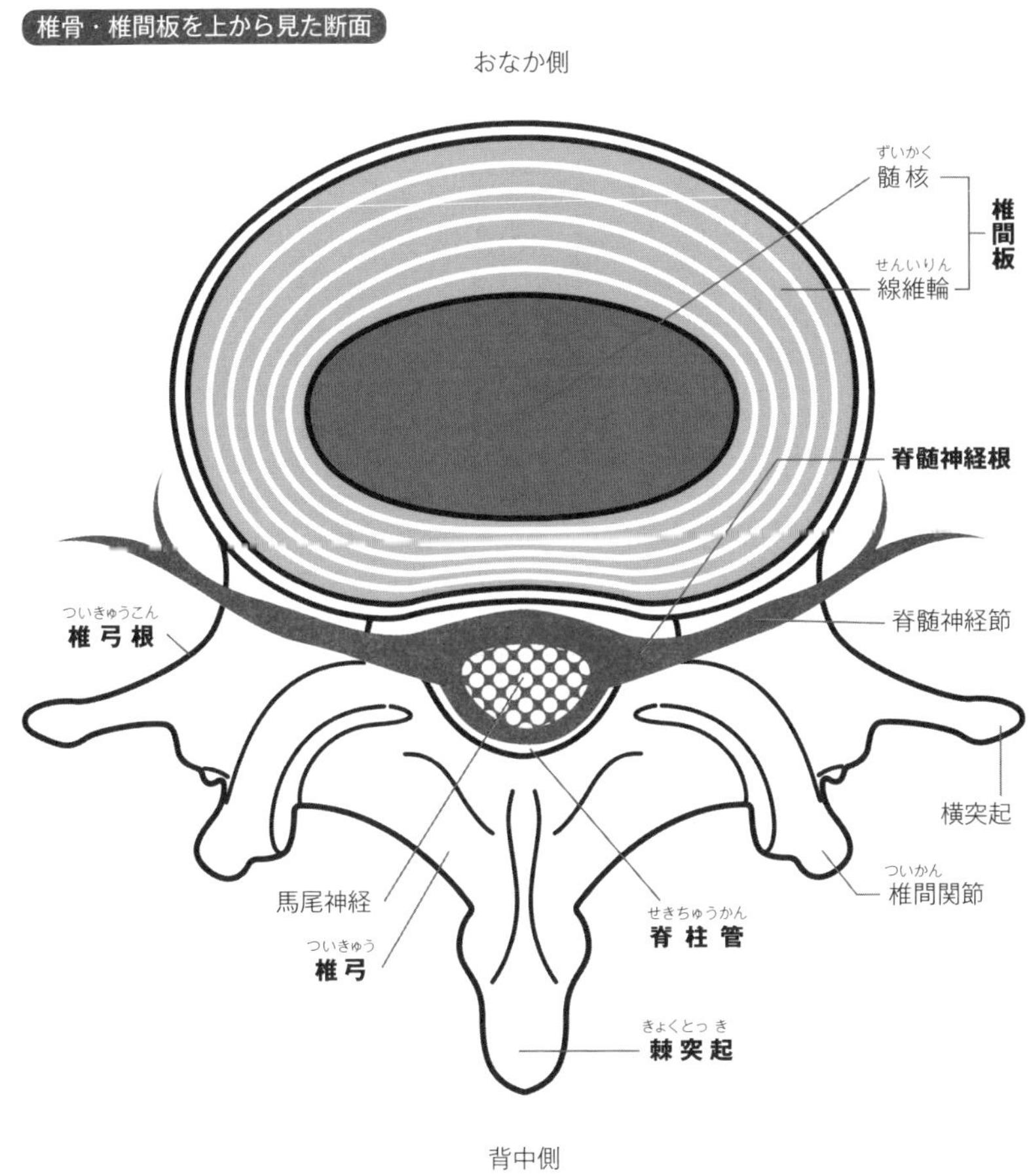


背骨は椎骨が積み重なってできていて、1個の椎骨の前方には椎体、後方には椎弓があり、その間を椎弓根がつないでいる。この背骨を真上から見ると、椎体・椎間板、椎弓根、椎弓などで囲まれた管が形成されている。この管が脊柱管で、ここに脳からつながる脊髄が通っている。脊髄からは左右に脊髄神経根が伸びている

## ■ 脊柱管・馬尾神経

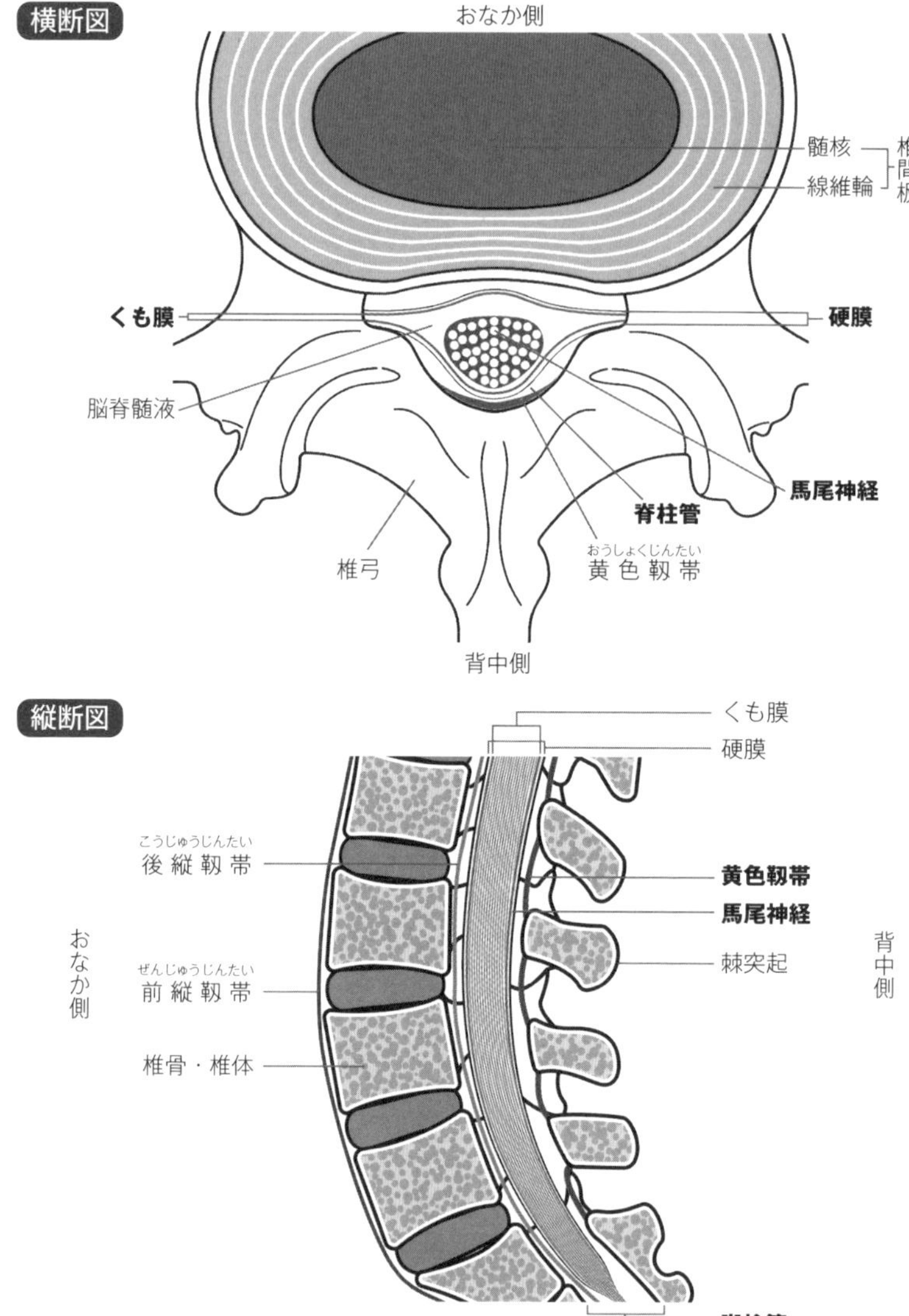


腰椎脊柱管の中を馬尾神経が通っている。馬尾神経の外側は硬膜に包まれていて、その内側にはくも膜がある。脊髄造影検査（ミエログラフィー）で患部を調べる際、くも膜の内側にある脳脊髄液に造影剤を注入し、X線を撮像して神経の圧迫の程度を観察する。神経ブロック療法の中の硬膜外ブロック療法では、馬尾神経を包んでいる硬膜の外側に局所麻酔薬やステロイド薬を注入する

# 第1章

# こんな症状はありませんか？

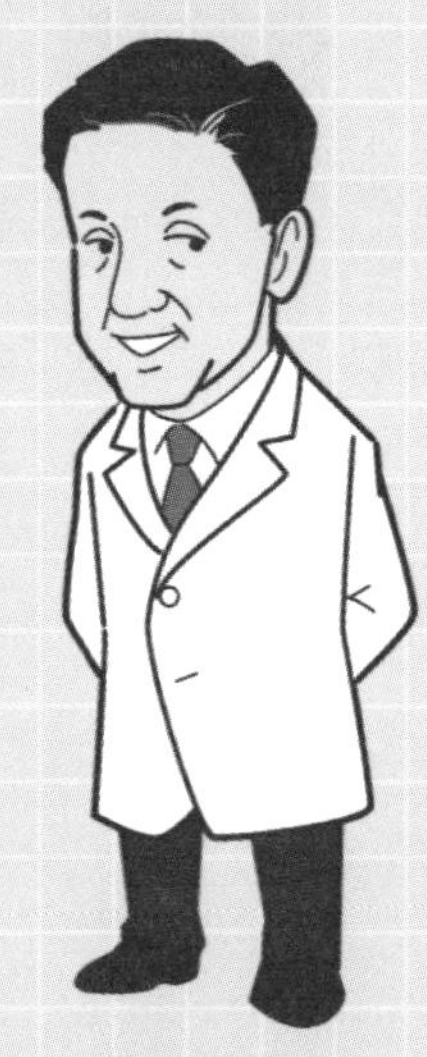

# 580万人！「腰部脊柱管狭窄症」が増えています

## 主な原因は老化、進行すると介護のリスクが高くなる

腰部脊柱管狭窄症は、超高齢社会のなかで増えている疾患のひとつです。

腰部の脊椎（腰椎）が加齢に伴って変形し、脊柱管（神経の通り道・13ページ参照）の中を通る神経を圧迫することによって、脚のしびれや痛み、脱力、歩行障害などの症状が出てきます。

日本における患者数は580万人＊という推定もあり、今後さらに増加すると懸念されています。腰部脊柱管狭窄症がなぜ問題かというと、健康寿命＊を脅かす原因となるからです。

腰部脊柱管狭窄症では脚の痛みやしびれのため、歩行機能が低下し、進行すると介護のリスクも高くなります。健康寿命を少しでも延ばすためには、腰部脊柱管狭窄症の予防や治療がとても重要です。

## ■ 深掘り①　こんな症状はありませんか？

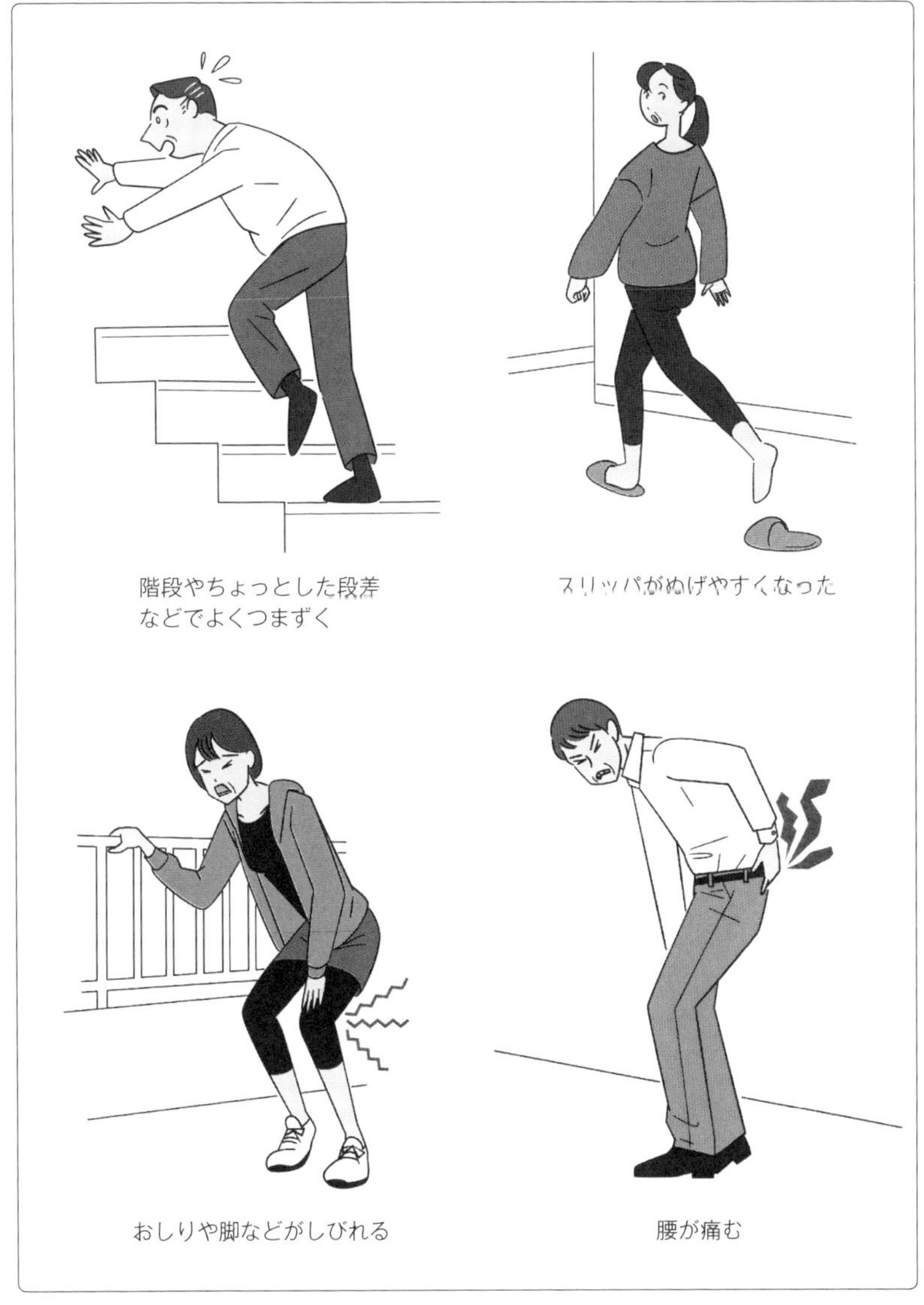

階段やちょっとした段差などでよくつまずく

スリッパがぬげやすくなった

おしりや脚などがしびれる

腰が痛む

＊**580万人** ― 石元優々，吉田宗人．日本医事新報 (4835):26-29,2016.
＊**健康寿命** ― 健康上の問題で日常生活が制限されずに生活できる期間のこと。WHO（世界保健機関）が2000年に提唱した。

### ●「坐骨神経痛」は症状名

一方、脚の痛みなどの症状は、坐骨(ざこつ)神経痛ともいわれます。これは疾患名ではなく、症状名です。坐骨神経痛を引き起こす原因はさまざまですが、そのひとつが、腰部脊柱管狭窄症です。脚に痛みやしびれがあっても、異常の原因はその場所ではなく背骨にあることが多いことを、まずは知っておいてください。以下にあげる症状は、実は腰部脊柱管狭窄症が原因であることが少なくありません。

## しばらく歩くと症状が出るが休むと回復

腰部脊柱管狭窄症の特徴的な症状に、間欠跛行(かんけつはこう)というものがあります。歩き始めは無症状でも、しばらく歩くうちに腰から下肢にかけて、しびれや鈍い痛み、脱力が生じたり、ふくらはぎが張って足が前に出なくなったりすることがあります。しばらく休むとそうした症状は自然になくなって、再び歩けるようになります。

### ●腰や背を後ろに反らすとしびれが走る

掃除や料理、電車の中や立食パーティーなど、立ち続けていたときに、腰から脚にかけてしびれが走り、立ち続けるのが困難になります。また、あお向けに寝ているときにも同様のしびれが走り、横向きになって背中を丸めて寝ると症状がおさまることもあります。

腰や背を後ろに反らした姿勢のときに症

## ■ 深掘り②　こんな症状はありませんか？

脚に痛みがある
後ろに反らすと痛みを感じ、前にかがむと痛みがやわらぐ
間欠跛行（かんけつはこう）
歩き始めてしばらくすると痛みが生じ、しばらく休んだり、前かがみになると痛みがやわらぐ

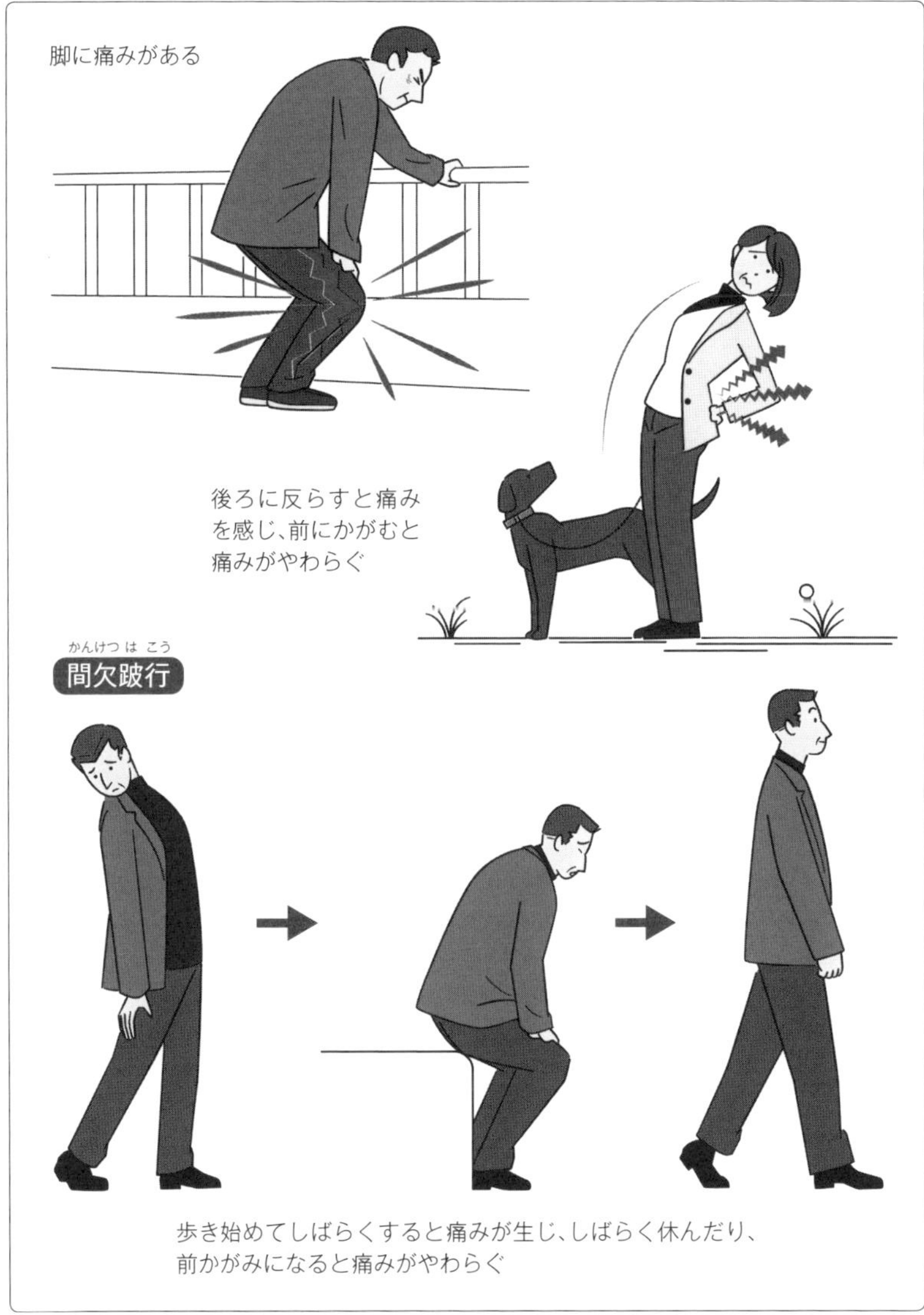

状が出やすく、背中を丸めた姿勢のときは症状が消えやすいことが特徴です。

**●脚や腰部の脱力感がある**

腰部脊柱管狭窄症の患者さんの進行例で脚に力が入らない、かかとが持ち上がらない、階段などでよくつまずく、スリッパがすぐぬげるなど、脚や腰部の脱力感を訴えることもあります。

**●動くと腰痛が強くなる**

脚の症状ほどは目立ちませんが、腰痛もよくみられる症状です。腰部脊柱管狭窄症と診断された人たちの半数以上がさまざまな程度の腰痛を訴えます。

この場合の腰痛の特徴は、体を動かしたときに症状が強くなり、安静にすると軽くなることです。

**●臀部から脚のしびれ感や知覚異常**

臀部（おしり）から脚にかけて、痛みだけでなくしびれ感が出ることもよくあります。また、灼熱感（ほてり）、冷感、ひきつれ感、締めつけ感、足底がジリジリする、足底の皮膚が厚くなった気がする、などを訴える人もいます。立ったり歩いたりする際に会陰部*がほてったり、男性では異常勃起などを生じることがあります。

**●歩行時に尿や便をもらす**

重症になると麻痺が進行して、歩行時などに尿や便をもらす失禁がみられることがあります。感覚低下により排尿や排便のコントロールがうまくいかなくなるだけでなく、頻尿や残尿感*、便秘などの排尿・排便障害が生じます。

＊**会陰部** — 肛門と生殖器（外陰部）の間。
＊**残尿感** — 排尿後も、尿を出しきっていない感じや、尿が残っている感覚があること。

# 第2章

# 「腰部脊柱管狭窄症」の原因・メカニズム

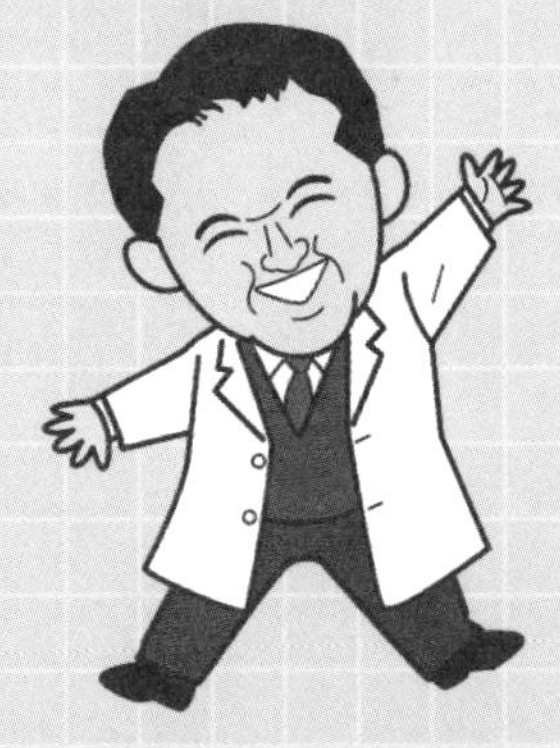

# 脊柱管と呼ばれる神経の通り道が狭くなる

腰部脊柱管狭窄症は、背骨の中央にある脊柱管（14、25ページ参照）と呼ばれる神経の通り道が、加齢など何らかの原因で狭くなり、中の神経組織が圧迫されることによって起こる病気の総称です。腰部脊柱管狭窄症では、脚のしびれや痛み、脚の脱力感などさまざまな症状があらわれます（第1章参照）。

腰部脊柱管狭窄症のメカニズムを理解するためには、まずは背骨の構造を知っておきましょう。

## 背骨（脊柱）の役割は上体を支え、脊髄神経を守ること

背骨（脊柱）は1本の骨ではなく、椎骨と呼ばれる骨が重なってできています。上から順に頸椎（7個）、胸椎（12個）、腰椎（5個）で構成され、腰椎の下には仙骨（仙椎）（1個）、尾骨（尾椎）（3～5個）があります。椎骨と椎骨の間には「椎間板＊」と呼ばれる円盤状のやわらかい軟骨の組織

## ■ 深掘り③　背骨と神経

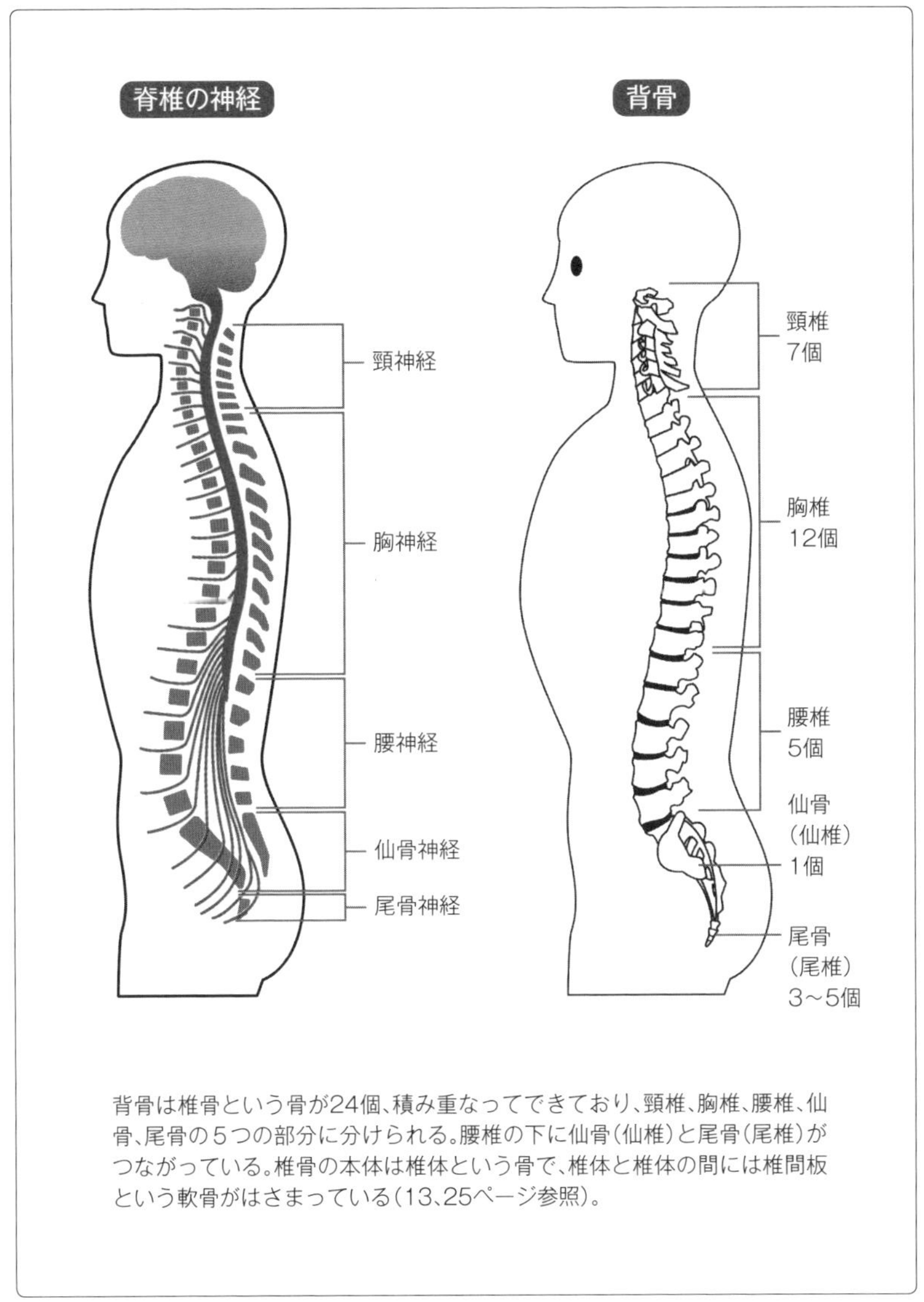


背骨は椎骨という骨が24個、積み重なってできており、頸椎、胸椎、腰椎、仙骨、尾骨の５つの部分に分けられる。腰椎の下に仙骨（仙椎）と尾骨（尾椎）がつながっている。椎骨の本体は椎体という骨で、椎体と椎体の間には椎間板という軟骨がはさまっている（13、25ページ参照）。

＊**椎間板** ― 脊椎（背骨）を構成する椎体と椎体の間にある円盤状の軟骨組織。内部はやわらかく、ちょうどクッションのような役割をしている。

があり、椎骨を連結する一方で、椎骨にかかる衝撃を吸収するクッションの役目を果たしています。この積み木を重ねたような構造により、上体を支えながら、体を曲げたり伸ばしたり回旋させたりする背骨の動きが可能になっています。

一方、一つひとつの椎骨には腹側にある円柱形をした椎体と、背中側にある弓状の形をした椎弓（ついきゅう）＊と、それらをつなぐ椎弓根（ついきゅうこん）と呼ばれる部分があります。椎体と椎弓および椎弓根により管が形成され、椎骨が上下に連なることでトンネルのようなスペースができます。このスペースを「脊柱管」といいます。

腰部の脊柱管の中には、脳からつながる「脊髄」から分かれた、神経の束である馬尾神経が通っています。馬尾神経や神経根＊は運動と感覚の両方をつかさどり、脳からの指令を下半身に伝え、下半身からの情報を脳に伝えています。背骨は体を支えると同時に、神経を守るという重要な役目も担っています。

## 脊柱管が狭くなる原因

脊柱管が狭くなる最大の原因は、老化に伴う背骨のさまざまな変化です。生まれつき脊柱管が狭い人は老化の影響を強く受け、脊柱管狭窄症になりやすいと考えられています。前述の椎間板は、加齢とともに水分が減ってくると弾力がなくなって古いゴムのような状態になります。これが脊柱

## ■ 深掘り④ 椎骨・脊柱管・馬尾神経

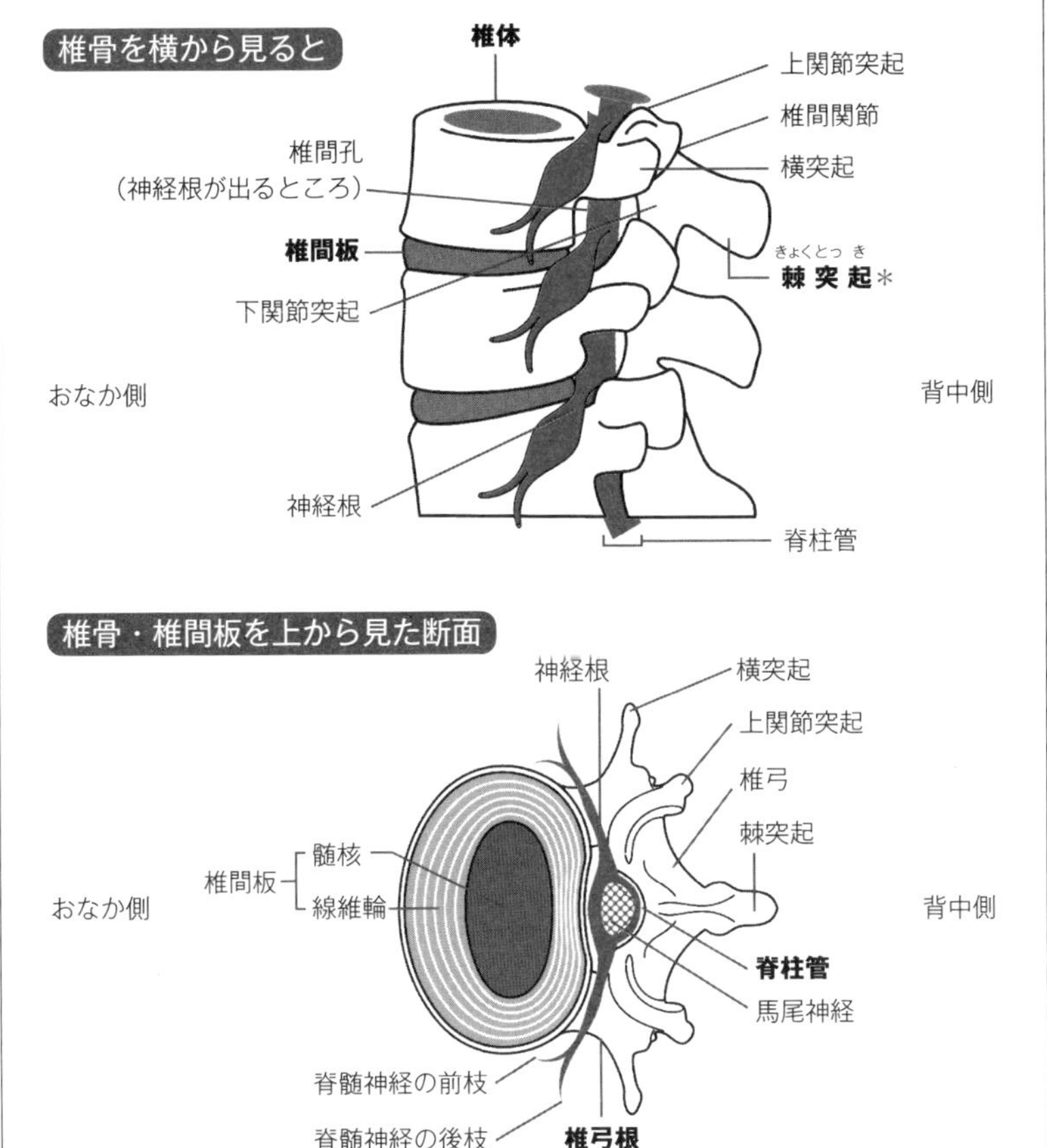


脳からつながる神経はトンネルのようなスペースの脊柱管に保護されている。中枢神経である脊髄は腰の上のあたりで終わり、脊髄から分かれた神経が馬のしっぽのように束になって降りてくる。この神経の束のことを馬尾と呼ぶ。馬尾神経は椎間孔を通って脊柱管の外に出ていくが、それぞれの神経の根っこの部分を神経根（13ページ参照）という。馬尾神経と神経根が腰部脊柱管狭窄症の症状の発生源となる

＊椎　弓 ― 椎骨の後方（背中側）にあり、椎骨を構成している。
＊神経根 ― 脊髄から左右に枝分かれする神経の根っこの部分。
＊棘突起 ― 背中の中心に沿って触れる骨で、体幹を支える筋肉（体幹筋）に付着しているので、背骨を支える役目を担っている。

管の内部にせり出すと、脊柱管は狭まり神経が圧迫されます。

脊柱管の後方で椎骨と椎骨を両側から支えている椎間関節も、年齢とともに軟骨部分がすり減ったり、周囲に余分な骨（骨棘）が増殖したりします。増殖した骨の部分が脊柱管の中にせり出すと、神経根などが圧迫されることになります。

黄色靱帯＊も老化とともに弾力がなくなり、たわんできます。体を後ろに反らせたときなど、たわんだ部分が脊柱管の中にせり出して、神経を圧迫します。

## 神経の構造

脊髄の末端は腰椎の上端あたりです。そこから下の脊柱管には脊髄から出た多数の神経の束が通っており、その形が馬のしっぽのように見えることから馬尾神経と呼ばれます。

馬尾神経は神経根となり、各椎間で左右一対ずつ枝分かれし、それぞれ脊柱管の中から「椎間孔」という穴を通って脊柱管の外に出ます。そこから末梢神経となって体の各部に向かって伸び、運動や感覚を伝える役目を果たします。

神経根同士がまとまって骨盤内・臀部から脚へと伸び、下半身の知覚と運動を支配しています。そのため、脊柱管が狭まって馬尾神経が刺激されたり、圧迫されたりすると、いくつもの神経に障害が及びやすく、圧迫された神経に近い腰が痛むだけで

## ■ 深掘り⑤　腰部脊柱管狭窄症の発症

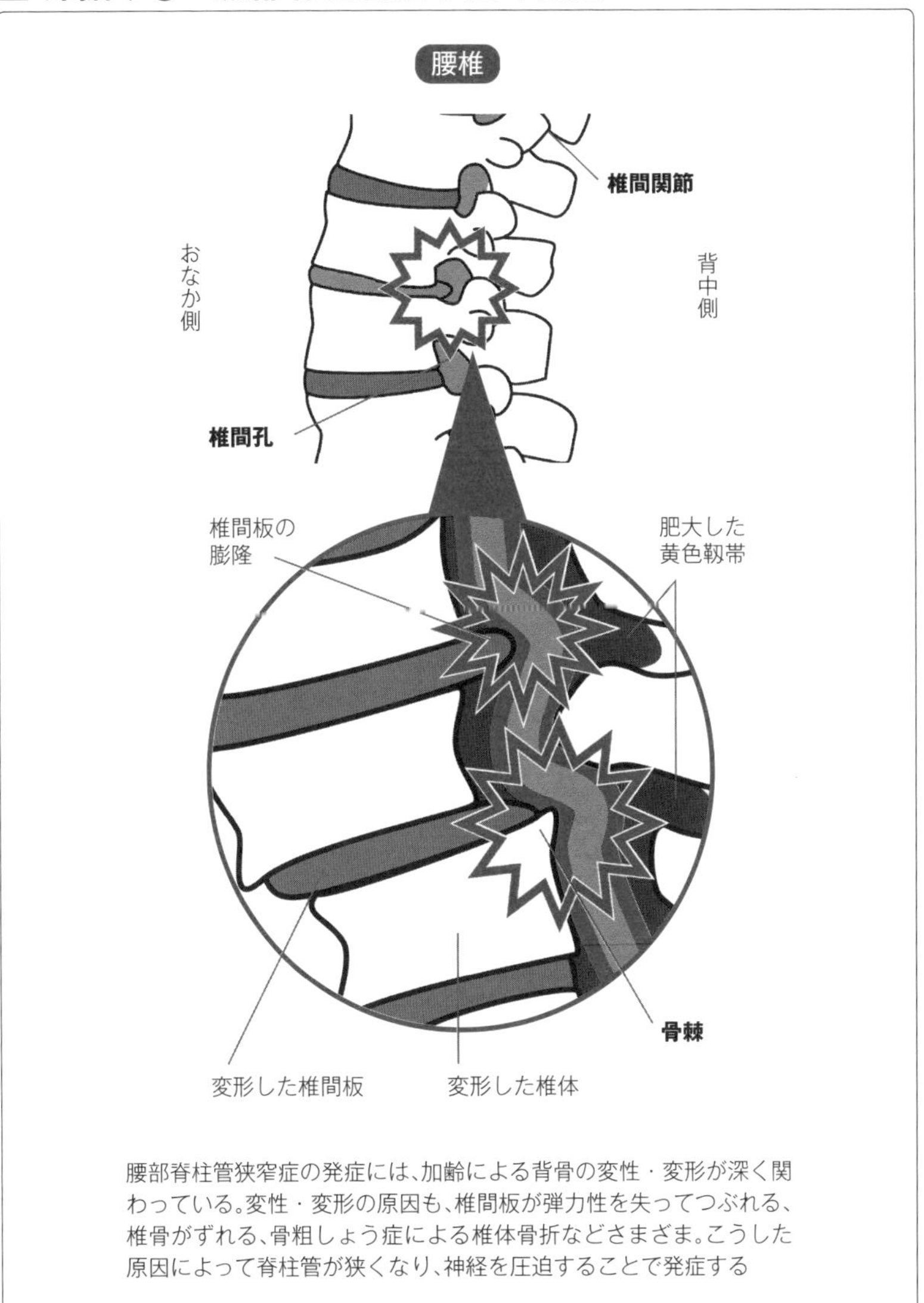


腰部脊柱管狭窄症の発症には、加齢による背骨の変性・変形が深く関わっている。変性・変形の原因も、椎間板が弾力性を失ってつぶれる、椎骨がずれる、骨粗しょう症による椎体骨折などさまざま。こうした原因によって脊柱管が狭くなり、神経を圧迫することで発症する

＊**靭　帯** ― 骨・軟骨を結合する線維状の組織の帯で、関節の動きを制限している。
＊**黄色靭帯** ― 上下の椎弓をつなぐ靭帯＊で、黄色く見えることからこう名づけられた。

なく、その神経が支配している遠くの部位にも症状が出るなど、広い範囲に影響があらわれます。

また、頻尿や残尿感、便秘などの排泄障害があらわれたり、会陰部がほてったり、男性では異常勃起などを生じることがあります。これらの症状は、膀胱や直腸の機能に関係する神経が圧迫されるために起こります。

また、腰椎下部と仙骨（せんこつ）から出た神経根が集まったものが坐骨神経です。坐骨神経は、臀部と太ももの後ろ側を通って足先へと伸びており、末梢神経としては体内で最も太くて長い神経です（12ページ参照）。

そのため、腰椎部の脊柱管が狭まり、複数の神経根の1本でも圧迫されると、その神経の通り道に沿って坐骨神経痛の症状（脚のしびれや痛み）が出てきます（第1章参照）。

## 症状の違いによって3タイプに分類される

腰部脊柱管狭窄症は、症状の違いから次の3つのタイプに分けられます。この分類は画像検査（43ページ参照）では判断できず、患者さんの訴える症状から見極めます。

### ●神経根型

片側の脚だけに痛みやしびれが出現するのが特徴です。背骨の外に出ていく脊髄神経の左右どちらか単一の神経根が圧迫されて、症状があらわれると考えられていま

## ■ 深掘り⑥　腰部脊柱管狭窄症のタイプ

**神経根型**

主な症状は、片側の臀部（おしり）から脚にかけて痛みやしびれが出る、坐骨神経痛、ふくらはぎのこむら返りなど

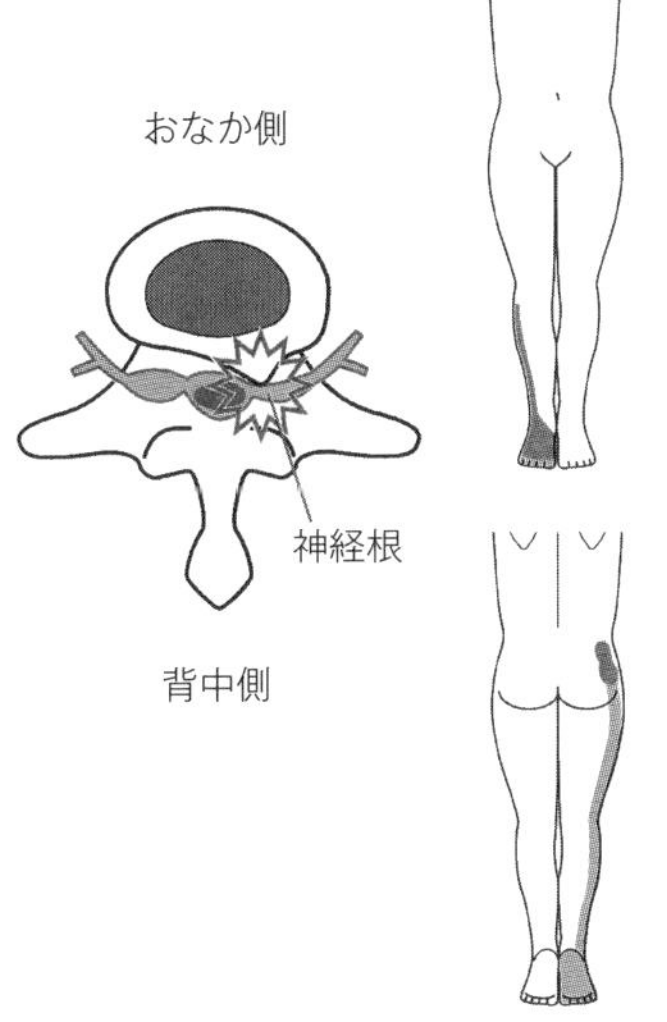


**馬尾型**

主な症状は、両側の下半身や足の裏がしびれる、脚に力が入らない、会陰部がほてる、排尿・排便障害、異常勃起など

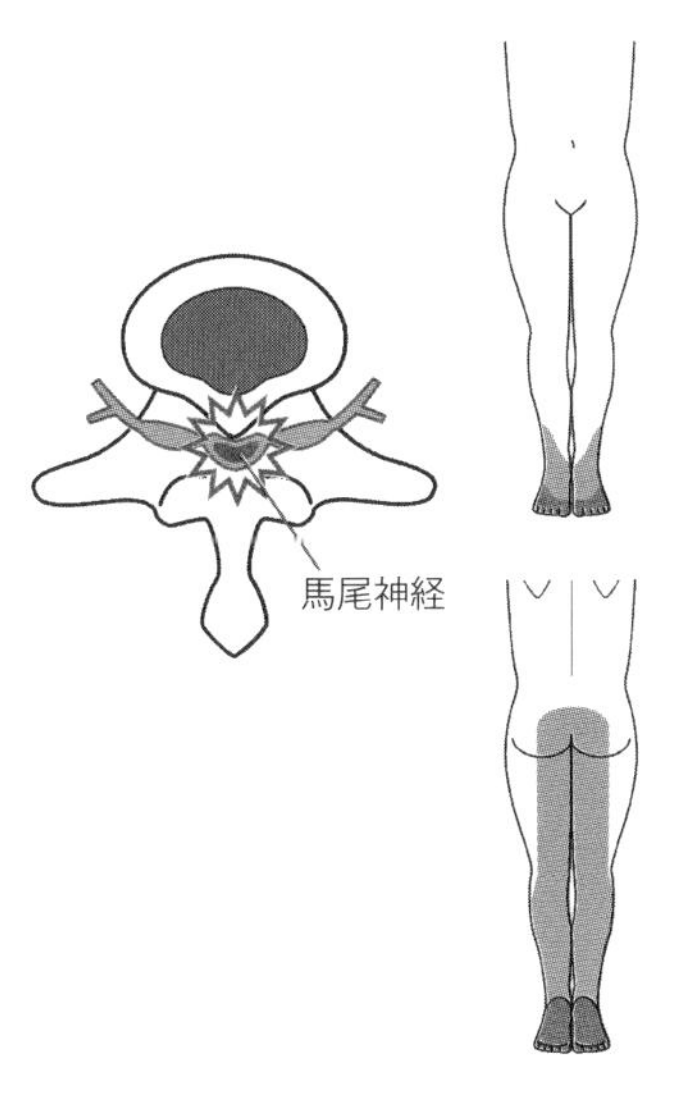


**混合型**

神経根型と馬尾型の症状を併せもっている

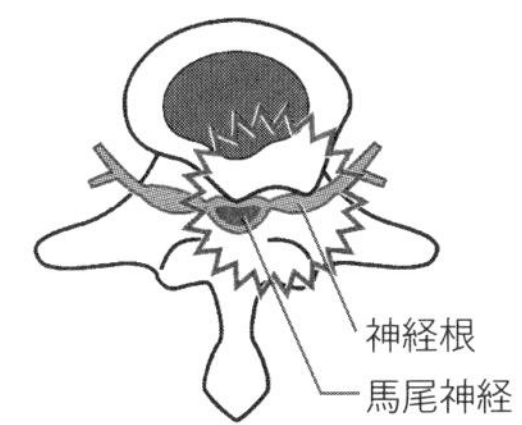

す。どこに症状があらわれるかで、圧迫されている神経根が推測できます。

**●馬尾型（29ページ参照）**

両脚にしびれなどの症状があらわれるのが特徴です。痛みに加えて、脚の脱力感や灼熱感を訴える人もいます。臀部や脚、会陰部の違和感といった感覚の異常がみられたり、排泄障害や異常勃起などの性機能障害を伴うこともあります。

**●混合型（29ページ参照）**

神経根型と馬尾型の症状が混在しているタイプです。神経根と馬尾神経が同時に圧迫されることで生じます。たとえば、歩いていると両方の脚がしびれてきて、さらに歩いていると片方の脚が特に痛くなるといった場合は、混合型と判断されます。

## 腰部脊柱管狭窄症の主な原因と関連する病気

腰部脊柱管狭窄症はさまざまな病気が原因で起こります。けが、スポーツ障害が原因で脚や腰に痛みやしびれを来すほかの病気と合併することもあります。

**●腰椎椎間板ヘルニア**

椎間板の中の髄核（ずいかく）という組織が外側の軟骨である線維輪（せんいりん）などとともに背中側にはみ出し、神経根や馬尾神経が圧迫されることで、腰や脚のしびれや痛みを生じます。腰椎椎間板ヘルニアは4つのタイプがあります。腰部脊柱管狭窄症が中高年以降に多く発症するのに対して、20～40歳代の比較的

## ■ 深掘り⑦ 腰椎椎間板ヘルニアの画像と４つのタイプ

**膨隆型**（ぼうりゅう）

髄核 / 線維輪 / おなか側 / 背中側

髄核が線維輪を押し、背中側にふくらむ

**脱出型**

後縦靭帯

髄核が線維輪を破って飛び出し、後縦靭帯を押す

**穿破型**（せんぱ）

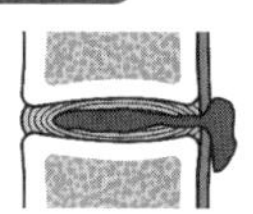

髄核が後縦靭帯も破って飛び出す

**遊離脱出型**

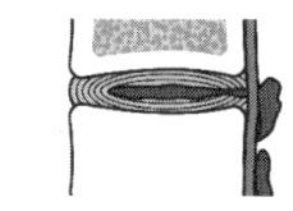

飛び出した髄核の一部がもとの髄核から分離して移動する

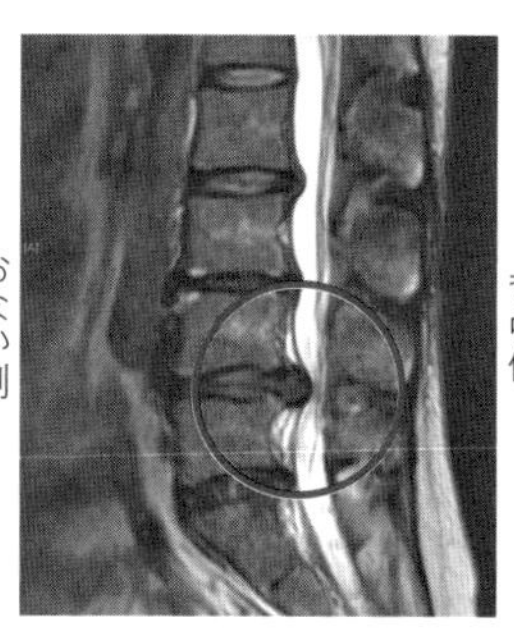


腰椎椎間板ヘルニア（○印・第4・第5腰椎間）のMRI画像。矢状断像

画像提供：慶應義塾大学医学部整形外科

若い世代によくみられるのが特徴です。腰部脊柱管狭窄症を合併することもあります。

**●腰椎分離症・腰椎分離すべり症****（33ページ参照）**

疲労骨折などにより腰椎の椎骨が椎弓の関節突起間部で分離したものを腰椎分離症、分離した椎体が前方へすべり出したものを腰椎分離すべり症といいます。10歳代のスポーツを行う男性に発生することが多く、成長期のスポーツ選手の腰痛の原因の30～40％を占めるとされます。立ったときや体を動かしたときなどに腰痛を感じることが多いのが特徴です。高齢になり腰部脊柱管狭窄症の原因になることもあります。

**●腰椎変性すべり症****（33ページ参照）**

椎間板や椎間関節の加齢変性によって椎

骨が前方にすべり出した疾患を、腰椎変性すべり症と呼びます。若い男性に多い腰椎分離すべり症とは異なり、40歳以上の女性に多く、腰部脊柱管狭窄症の代表的な原因疾患でもあります。

**●変性側弯症**

椎間板の変性や骨粗しょう症による椎骨のつぶれ（椎体骨折）、腰椎周囲の筋肉の萎縮などによって、背骨の一部が左右どちらかに曲がってしまう疾患です。前方や側方への背骨のずれが大きくなった場合に腰部脊柱管狭窄症を伴うことがあります。

主な症状は腰背部痛や神経根症状（脚の痛みやしびれ）で、腰椎の曲がり方のカーブが大きいほど症状も強くなる傾向にあります。

## 動脈やほかの神経の病気でも症状があらわれる

症状があらわれる、その他の病気もあります。

**●末梢動脈疾患**

血管がかたくなってしなやかさを失い（動脈硬化）、脚の血管が狭くなったり、ふさがったりして、十分な血液が脚へと流れなくなることでさまざまな症状を引き起こす疾患が末梢動脈疾患です。脚の動脈が動脈硬化で狭窄または閉塞する閉塞性動脈硬化症（下肢慢性動脈閉塞症）や、喫煙と関係が深いバージャー病などが含まれます。

閉塞性動脈硬化症では脚の冷感やしびれ

## ■ 深掘り⑧　腰部脊柱管狭窄症の主な原因と関連する病気

### 腰椎分離症・腰椎分離すべり症

腰椎の椎骨が椎弓の関節突起間部で分離したものが腰椎分離症、その分離した椎体が前方へすべり出したものが腰椎分離すべり症

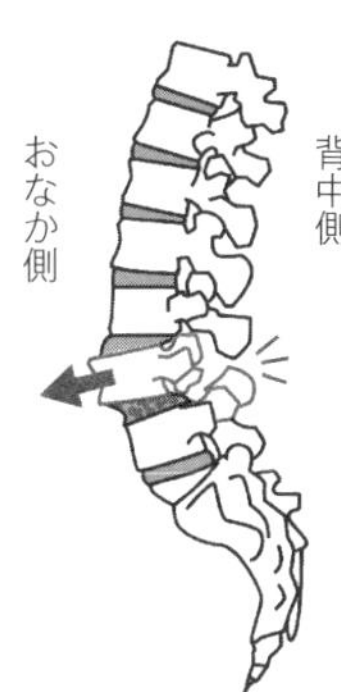


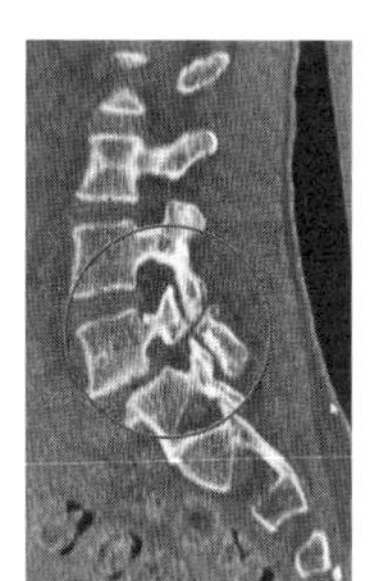

腰椎分離すべり症のCT画像。矢状断像

### 腰椎変性すべり症

椎間板や椎間関節の加齢変性によって椎骨が前方にすべってずれる

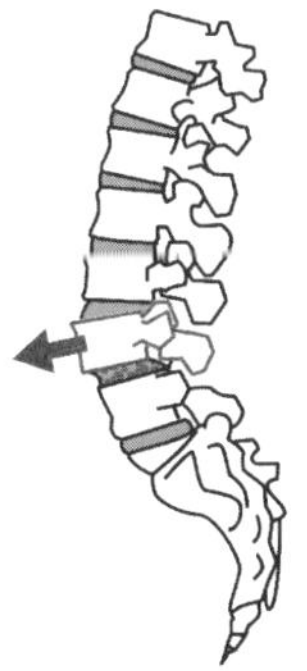

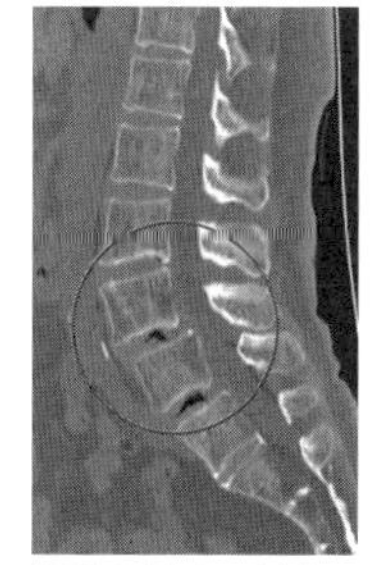

腰椎変性すべり症のCT画像。矢状断像

### 変性側弯症

背骨の一部が左右どちらかに曲がる

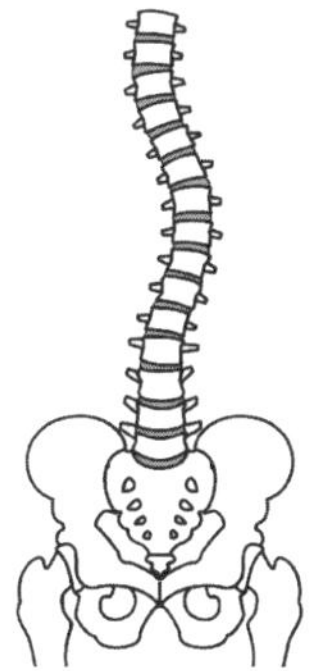

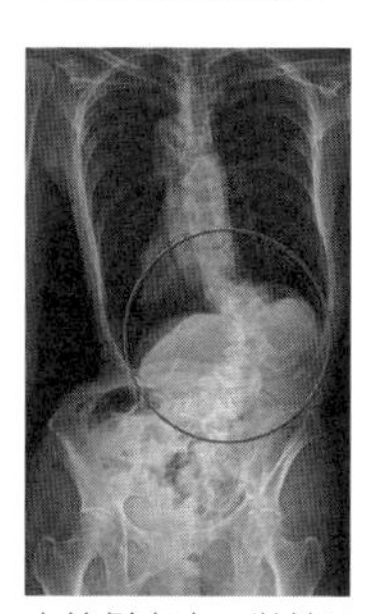

変性側弯症の単純X線画像。正面

画像提供：
慶應義塾大学医学部整形外科

感、歩行中に脚が痛む（間欠跛行）といった症状があらわれます。さらに進行すると、脚への血流が著しく低下して、皮膚に潰瘍ができたり、壊死＊したりして脚の切断を余儀なくされることもあります。この疾患も超高齢社会で増加の一途をたどっています。バージャー病は、手足の主な動脈に慢性の炎症が起こり、さまざまな部位の血管がつまって血流が途絶えてしまう病気です。主な症状は脚の冷感やしびれ、チアノーゼ＊、間欠跛行などです。

### ●多発性神経炎

手足の末梢神経の炎症により、痛みやしびれ、筋力低下症状が出現します。ギラン・バレー症候群や膠原病＊などの自己免疫疾患などが原因としてあります。

### ●糖尿病性神経障害

糖尿病性腎症、糖尿病性網膜症と並ぶ糖尿病の三大合併症のひとつです。糖尿病で高血糖の状態が長く続くと、神経に障害が及び、足先にしびれや痛みを感じたり、逆に、ものに触れたときの感覚が鈍くなるなどの症状がみられることがあります。足先の感覚がにぶり、痛みを感じにくくなっているため、ちょっとした脚の傷や、やけどに気づかず、壊疽＊になって脚の切断が必要になることもあります。

### ●こんな病気も痛みの原因に

脊椎カリエスなどの脊椎の感染症や、骨粗しょう症による圧迫骨折でも痛みが起こります。梨状筋（12ページ参照）が坐骨神経を締めつけて痛むこともあります。

＊壊　　死 — 細胞・組織の一部が死に至ること。
＊チアノーゼ — さまざまな原因により血液中の酸素不足が起こり、皮膚や粘膜が青紫色になること。
＊膠 原 病 — 皮膚、筋肉、関節などの結合組織の異常による病気の総称。
＊壊　　疽 — 壊死が起きたあとで、その部分の色が黒や緑に変わり、腐った状態になること。

# 第3章

# 「腰部脊柱管狭窄症」の受診から検査まで

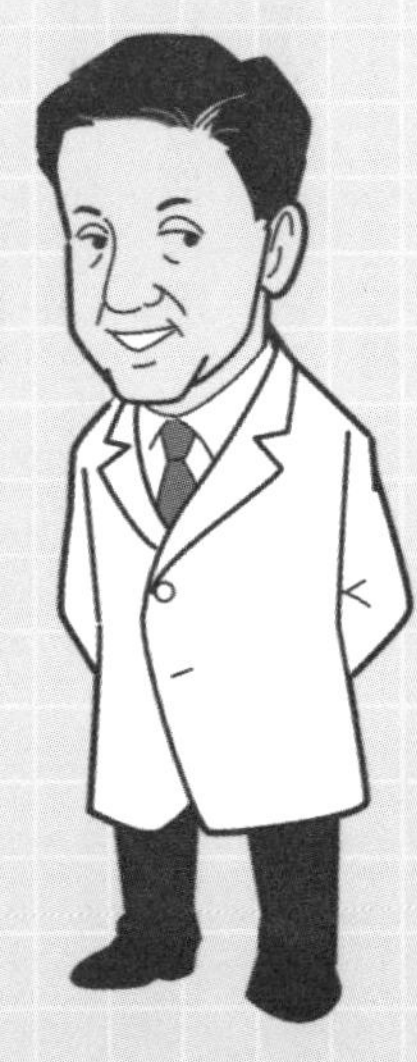

# 「腰部脊柱管狭窄症」で整形外科を受診したときの診察、検査

## 症状をできるだけ正確に医師に伝える

腰部脊柱管狭窄症は多くの場合、背骨の加齢変化が引き金になりますが、ほかの原因で生じることもあります。

症状も多岐にわたります。たとえば、代表的な症状に「間欠跛行」（18ページ参照）がありますが、間欠跛行を来す疾患は腰部脊柱管狭窄症だけではありません。末梢動脈疾患などの血管の病気でもみられます（32ページ参照）。そこで、脚の痛みやしびれなどがあって整形外科を受診するときは、正しい診断が行われるように、「今、自分が感じている異常や症状を、できるだけ正確に医師に伝えること」が重要になります。

整形外科を受診する前に自身の症状や痛みの程度、症状に気づいた経緯、これまでにかかった病気（既往歴）などを簡単なメモにまとめて準備しておくとよいでしょう（126・127ページ参照）。

## 具体的に伝えるためのポイント

①症状はできるだけ正確・具体的に
・体のどの部分が、どういうふうに痛むか
・痛みはどのような状況で起こるか
・動くと痛いか、じっとしていても痛いか
・痛み以外の症状はあるか（しびれ、違和感、脱力感、歩行障害、排泄異常など）

②症状に気づいた時期
・急に始まったか
・異常を感じてからどのくらい経ったか

③かかったことのある病気、治療中の病気
・生活習慣病（高血圧、脂質異常症、糖尿病など）はあるか
・過去に大きなけがをしたことがあるか

④仕事や生活の状況
・どんな仕事をしていて、どんな姿勢や動作が多いか
・症状のために、日常生活でどんなことに困っているか

## 診察で行われること

脚の痛みやしびれがあって整形外科を受診すると、医師はまず診察室で、問診と視診、触診を行います。医師が診察器具や手を使って神経の異常を調べる神経学的検査も欠かせません。問診で得られた情報と、視診や触診、神経学的検査（38～40ページ

参照）で得た身体所見により、多くの場合、おおよその診断がつきます。

●問診

問診では、医師は患者さんの説明を聞き、次の点について確認していきます。

・どんな症状に悩んでいるか
・体のどの部分が痛むのか
・どのような姿勢や動きをしたときに痛むのか
・その痛みはいつごろから始まったのか
・痛み以外にはどのような症状があるか
・その症状のために日常生活でどんなことに困っているか　など。

問診の際には、医師にはできるだけ正確に自分の症状を伝えることが重要です。

トイレが近いといった排泄の問題など、脚の痛みやしびれとは一見無関係に思える情報も必ず伝えるようにしましょう。問診の情報が原因を探る手がかりとなり、検査内容の決定や今後の治療方針の検討に役立ちます。

●視診

視診では、背骨の曲がり（側弯（そくわん）など）や下半身の変形などを目で見て確認します。

また、歩き方を観察することで、ある程度、病気を推定できることもあります。

たとえば、痛みのため片脚を引きずるようにしていれば腰椎の病気による神経根障害が疑われます。両脚を突っ張って歩く場合（痙性（けいせい）歩行といいます）は脊髄の障害が考えられます。

ふらついたり、小股で前傾姿勢で歩いた

## ■ 深掘り⑨　視診・触診・打診

**視診**

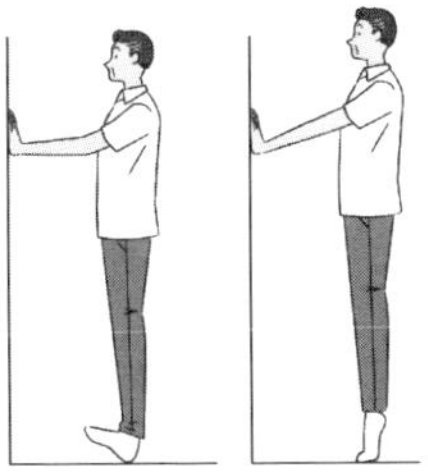

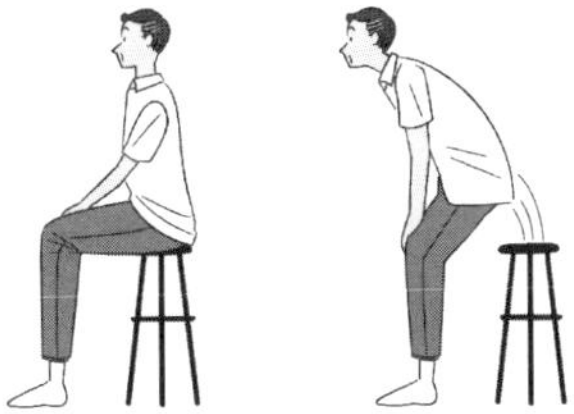

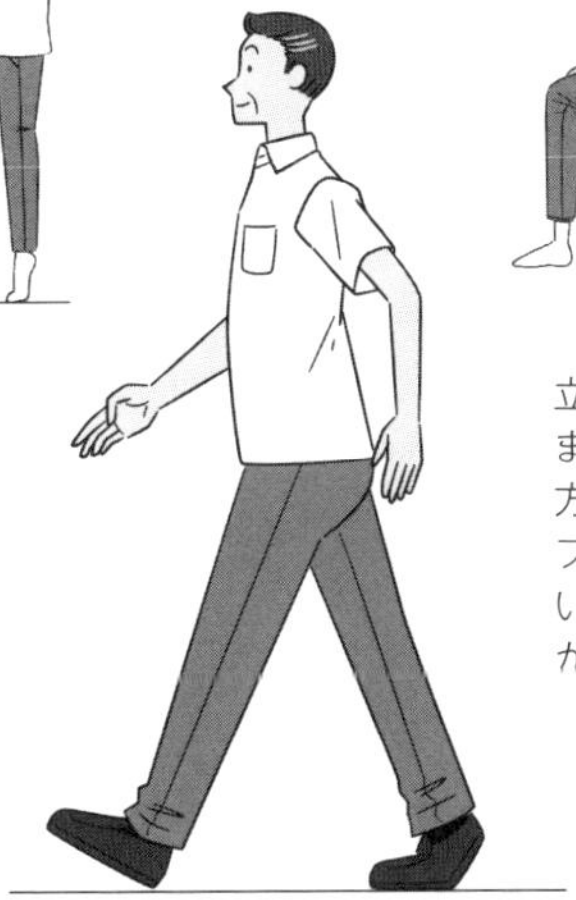

立ち上がりや、かかと立ち・つま先立ち、姿勢はどうか、歩き方はどうか、背骨のS字状カーブ(11ページ参照)は保たれているか、背中や腰の皮膚に異常がないか、目で見て確認する

**触診**

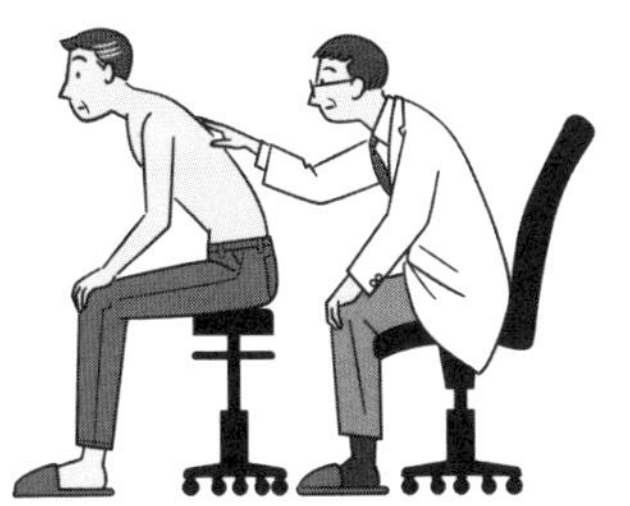

触って確認する。背骨に触ってS字カーブをチェック。骨盤の位置をチェック。脚の動脈の拍動をチェック

**打診**

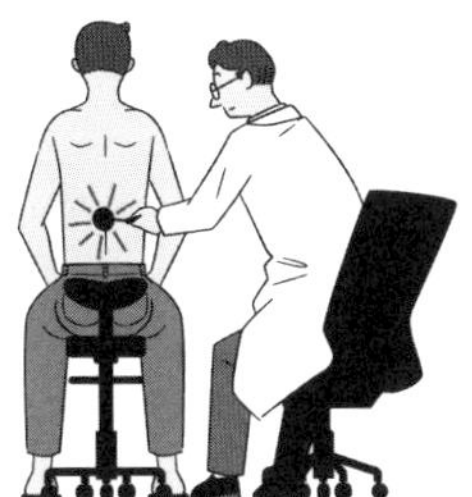

打診は打腱器で軽くたたいて反応をみる

り、急に止まれないなどの場合はパーキンソン病が疑われます。

また、帯状疱疹（たいじょうほうしん）による神経痛と区別するために、背中や腰、下半身の皮膚に異常がないかも確認します。

**●触診（39ページ参照）**

触診では、医師が患者さんの背骨や骨盤などを触って、背骨のカーブや椎骨の状態、骨盤の位置などを調べます。脚の動脈に触れたり、皮膚温を確かめたりして、血液の流れが正常かどうかも調べます。

**●打診（39ページ参照）**

打腱器で背中の棘突起（背中のまん中に触れる骨）などを軽くたたいたりして、痛みの出具合や反応などを確かめます。これは打診ともいわれ、痛みのある場所や痛み方を確認するために行われます。

**●神経学的検査**

腰部脊柱管狭窄症の場合、触診だけでわかる異常には限界があります。そこで詳しい情報は神経学的検査（どの神経が障害されているかを突き止める検査）で探っていきます。

背骨から出ている神経はそれぞれ支配領域が決まっています。したがって、症状が出ている部位を確かめることで、どの神経が障害されているかをある程度絞り込むことができます。

主な検査には次のようなものがあります。

**・腱反射検査**

ゴム製のハンマーを使ってひざのお皿の下やアキレス腱を軽くたたき、脚の反射を

## ■ 深掘り⑩ 神経学的検査

### 腱反射検査

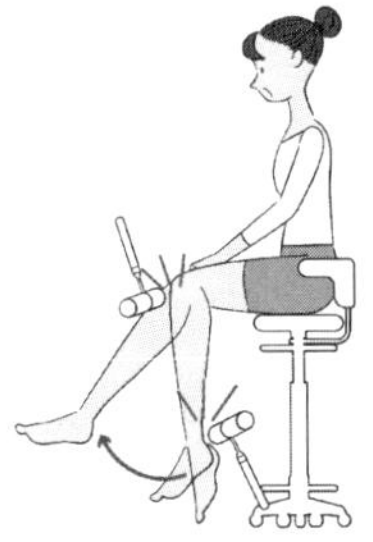

ゴム製のハンマーを使ってひざのお皿の下やアキレス腱を軽くたたき、脚の反射の起こり方を調べる

### 知覚検査

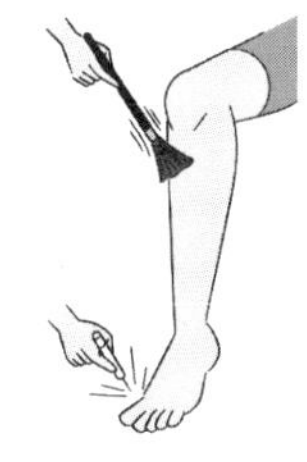

針状の器具でつついて痛みを感じるか、筆状の器具で触れて感触があるか、左右の感じ方に違いがあるかなどを調べる

### 筋力検査

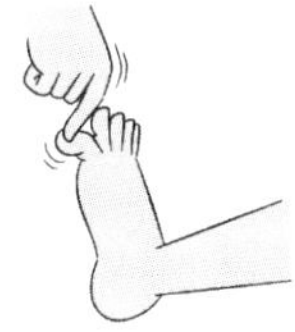

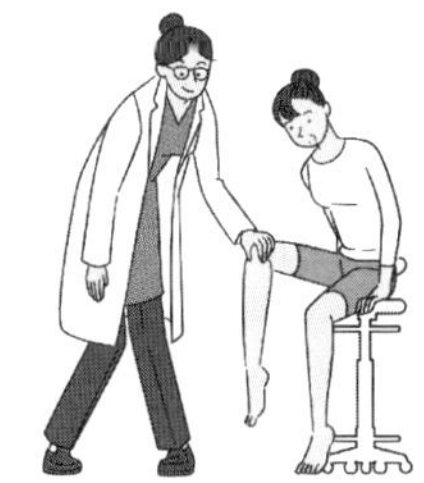

足の親ゆびを曲げる筋力、反らす筋力、太ももを持ち上げる筋力など、特定の筋肉にどの程度の筋力があるかを調べる

### 疼痛誘発テスト

特定の姿勢で脚を持ち上げたときなどに、どこで痛みが出るか、どこまで動かせるかなどを調べる

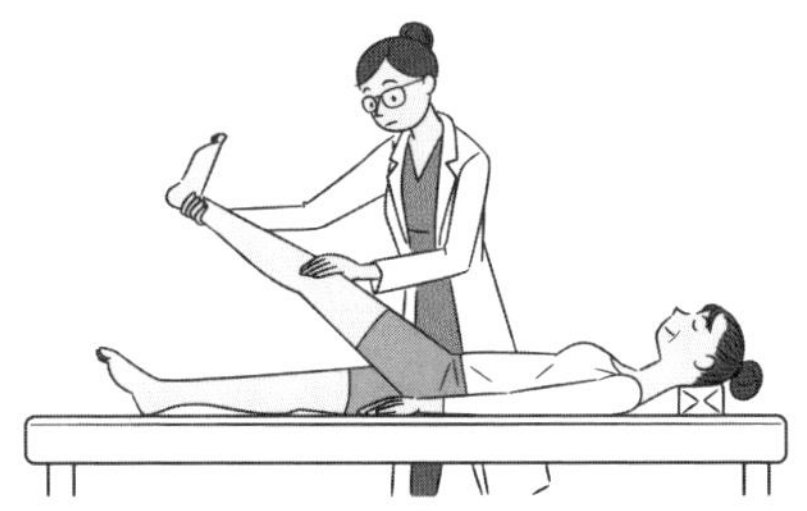

調べます。神経が正常かどうか、ある程度判断できます。

・**知覚検査（41ページ参照）**

針状や筆状の器具で、脚の感覚が鈍くなっているかどうかを調べます。神経が圧迫されていると、感覚が鈍くなっていることがあるからです。

皮膚を器具で軽くつついて痛みを感じるか、器具で触れた感じがわかるかなどを確認します。

・**筋力検査（41ページ参照）**

ひざや足首、足趾（足のゆび）などに対して、医師が手で押すなどして力を加えます。同時に患者さんにも力を入れてもらい、その抵抗力の強さでどのくらい筋力が保たれているかを確認します。筋肉も神経が支配しているため、その筋肉を支配している神経に異常がないかを調べることができます。

かかと立ちやつま先立ちができるかどうかでも、筋力を調べることができます。

・**疼痛誘発テスト（41ページ参照）**

あお向けに寝た姿勢で、医師が脚を持ち上げたりしたときにどこで痛みが出るか、どこまで動かせば痛みが出るかなどを調べます。

特にＳＬＲテスト＊（下肢伸展挙上テスト）は、腰椎椎間板ヘルニアの診断に役立ちます。また、Ｋｅｍｐテストは、腰を症状側に後屈した際に、臀部から下半身にかけての痛みが増強するかどうかをみるテストで、神経根障害の診断に用いられます。

## 検査で行われること

検査は、画像検査が中心です。腰部の状態を画像でより詳しくみることができるので、診断を確定し、病気の進行度を把握するのに役立ちます。単純X線検査や単純CT検査、MRI検査、脊髄造影検査などがあります。

**●単純X線検査**（45ページ参照）

通常、最初に行われるのが単純X線検査です。立った姿勢あるいは寝た姿勢で、正面と側面の2方向から撮影するのが基本です。椎間板の障害や腰椎すべり症が疑われる場合は、腰を前後に曲げた姿勢で、横から撮影する「前屈・後屈機能検査」が追加されることもあります。腰椎分離症・腰椎分離すべり症が疑われる場合には斜め方向（斜位）からの撮影が行われることもあります。単純X線検査では、腰椎の変形、椎体や椎弓の形状の異常やすべり（椎体が前後にずれている）などが観察できます。前屈・後屈機能検査では、動きに伴う椎骨のずれなどが調べられるので、腰椎が不安定かどうかも確認できます。

また、骨折や骨粗しょう症、腫瘍、骨の炎症の診断に役立つこともあります。

**●単純CT検査（コンピューター断層撮影）**（44ページ参照）

X線撮影装置とコンピューターを組み合わせた検査で、任意の断面で観察できる画像が得られます。単純X線検査ではみられ

＊**SLRテスト** — Straight Leg Raisingテストの略。下肢伸展挙上テストともいう。

なかった方向からの主に骨の状態を詳細にとらえることができます。

通常のＣＴは臥位（寝た状態）で撮影します（慶應義塾大学病院では立位ＣＴで、脊柱管の狭窄を把握する臨床研究も行っています）。

## ●ＭＲＩ検査（核磁気共鳴映像法）

ＣＴのＸ線とは異なり、強い磁石と電磁波で、体の断面を撮影する検査です。縦、横、斜めなど自由な断面を撮影できます。

骨の状態に加えて、椎間板や骨の内部にある神経根や馬尾など神経の状態も観察できることから、腰部脊柱管狭窄症や腰椎椎間板ヘルニアの画像診断では中心的な検査です。

ＣＴやＭＲＩの進歩で腰部脊柱管狭窄症

45ページは腰部脊柱管狭窄症の同一症例の検査画像

**症状**：腰痛、両下肢の痛みとしびれ、間欠跛行は50m

**単純X線検査**：各椎間に骨棘形成（矢印）、椎間腔狭小化等の変性所見（〇印）

**MRI・脊髄造影後CT検査**：①第3・第4腰椎間、②第4・第5腰椎間、③第5腰椎・仙骨間に重度の脊柱管狭窄（〇印）

CT画像

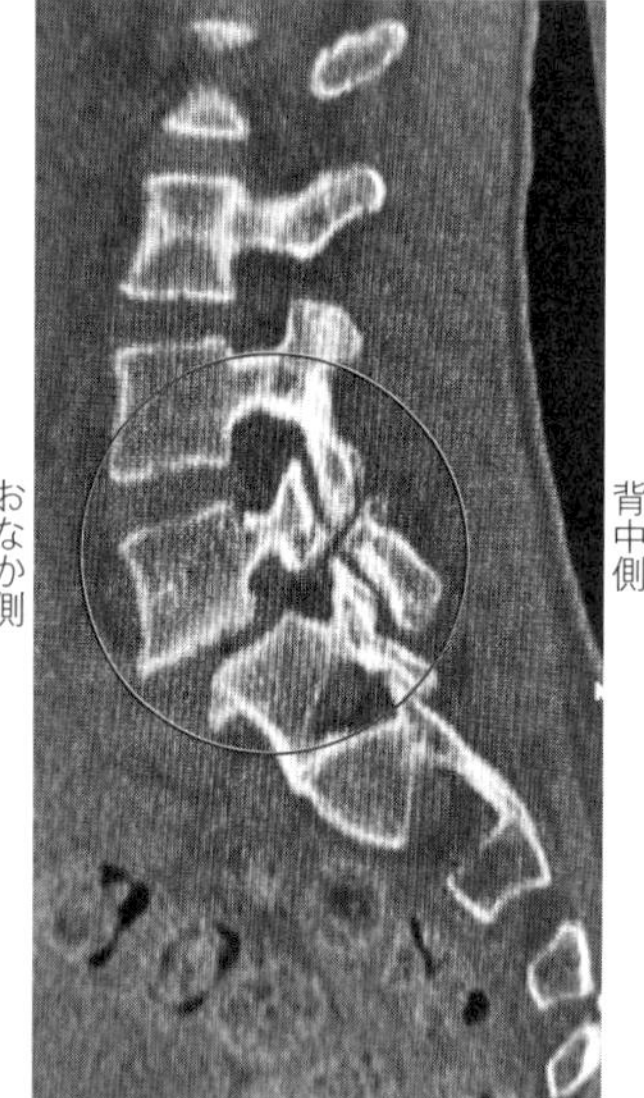


腰椎分離すべり症（〇印）のCT画像。（45ページとは別の症例）

## ■ 深掘り⑪　各種画像検査でみた患部

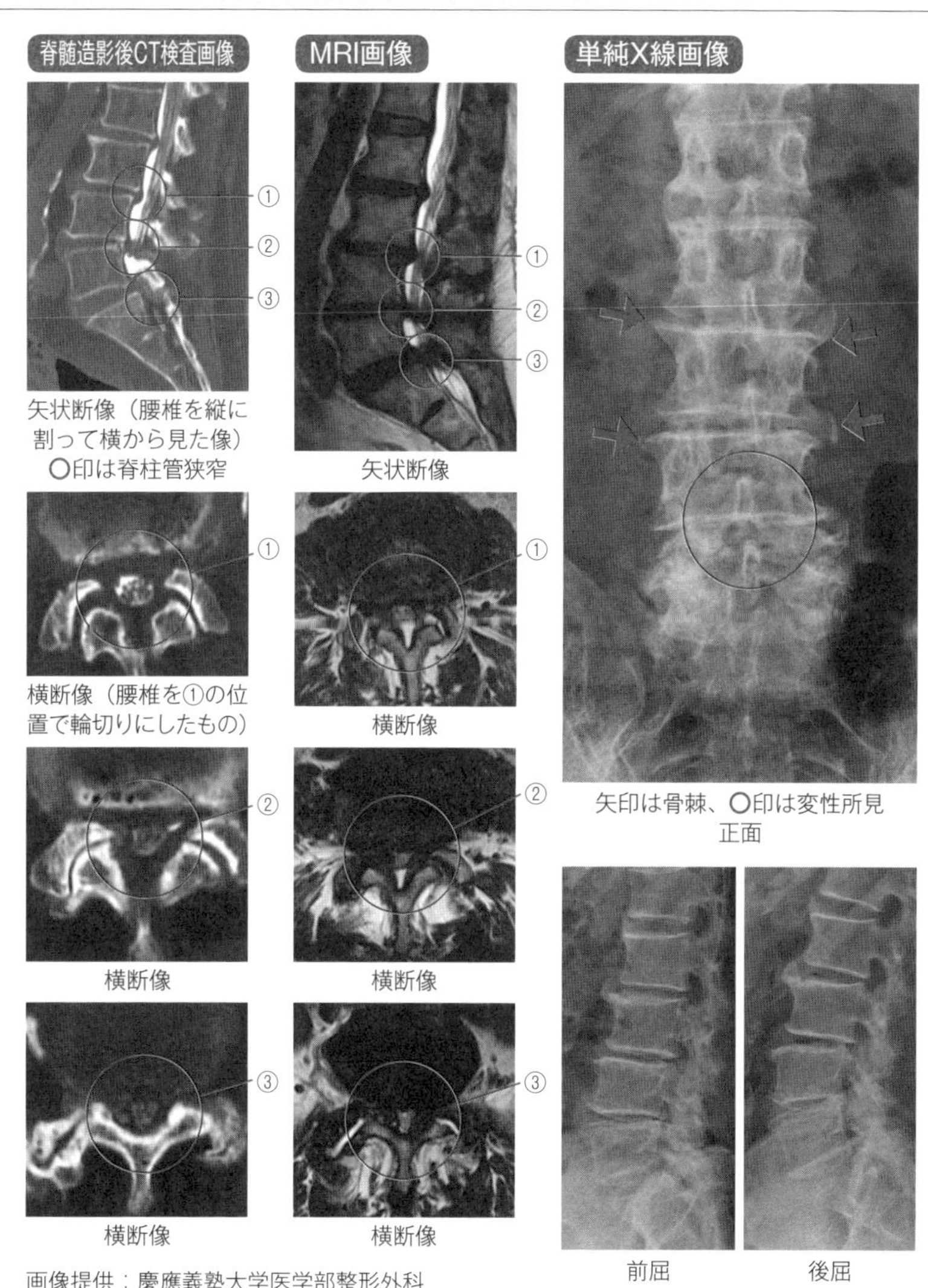


画像提供：慶應義塾大学医学部整形外科

の診断は非常に正確に行えるようになりました。さらに、従来は診断が難しかった椎間孔狭窄＊の診断も可能になってきました。

### ●脊髄造影検査（ミエログラフィー）（45ページ参照）

患部をより詳しく調べたいときに造影剤を使って行う検査です。

腰椎の間から神経を包むくも膜の中にある脳脊髄液の中に造影剤を注入し、臥位および立位、前後屈位などでX線画像を撮像し、神経の圧迫の程度を詳細に観察します。

主に手術前に、患者さんのより詳細な情報が必要なときに行われます。脊髄造影検査とCTを組み合わせた検査は、CTMとも呼ばれ、脊柱管と神経の状態をより鮮明に把握することが可能です。

造影検査にはほかにも、神経根に造影剤を注入する「神経根造影」があり、必要に応じて局所麻酔薬やステロイド薬を用いた神経根ブロック（61ページ参照）と併用して行われます。造影画像とブロックの効果により神経根障害の診断が行われます。

### ●画像検査以外の検査

そのほかの検査として、筋線維の電気活動を調べる筋電図が行われることがあります。

また、末梢神経を皮膚の上から電気刺激して神経に電気が伝わる速度や、その振幅を計測する神経伝導速度検査などが行われます。

これらの検査は、末梢神経疾患などとの鑑別に補助的に用いられることがあります。

**＊椎間孔狭窄** — 神経根が脊柱管の出口で障害される状態

# 第4章

# 「腰部脊柱管狭窄症」の診断基準

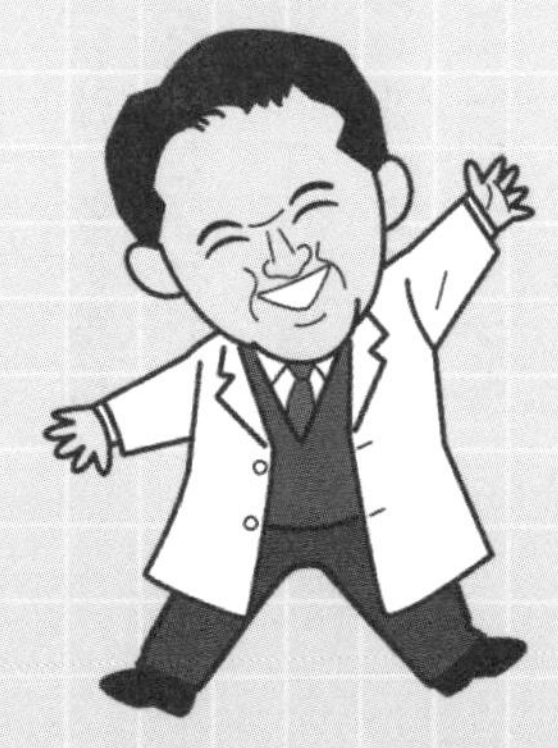

# 「腰部脊柱管狭窄症」の診断基準

## どのようなケースが腰部脊柱管狭窄症なのか

腰部脊柱管狭窄症は、腰部の脊柱管が狭くなっている病気の総称です。ただし、脊柱管が狭いだけで症状が何もない場合は、腰部脊柱管狭窄症とはいいません。もともとの脊柱管の狭さなどに加えて、加齢に伴う腰椎の変性・変形などの脊柱管を狭める要因があり、下半身のしびれや痛み、間欠跛行などの症状があらわれた場合に「腰部脊柱管狭窄症」と診断されます。

2021年の『腰部脊柱管狭窄症診療ガイドライン2021 改訂第2版』によると、左表のような診断基準が提案されています。

**●腰痛の有無は問わない**

腰部脊柱管狭窄症の主症状は、間欠跛行を伴う臀部から下半身の疼痛やしびれですが、間欠跛行があるからといって、必ずしも腰部脊柱管狭窄症とは限りません。血管の病気である末梢動脈疾患（32ページ参

## ■ 腰部脊柱管狭窄症の診断基準

| |
|---|
| ①臀部（おしり）から下半身の疼痛やしびれがある。 |
| ②臀部から下半身の症状は、立位や歩行の持続で出現あるいは増悪し、前屈や座位の保持で軽減する。 |
| ③腰痛があるか、ないかは問わない。 |
| ④臨床所見を説明できるMRIなどの画像で、変性狭窄の所見がある。 |

（『腰部脊柱管狭窄症診療ガイドライン2021改訂第2版』日本整形外科学会・日本脊椎脊髄病学会監修 南江堂を参考に作成）

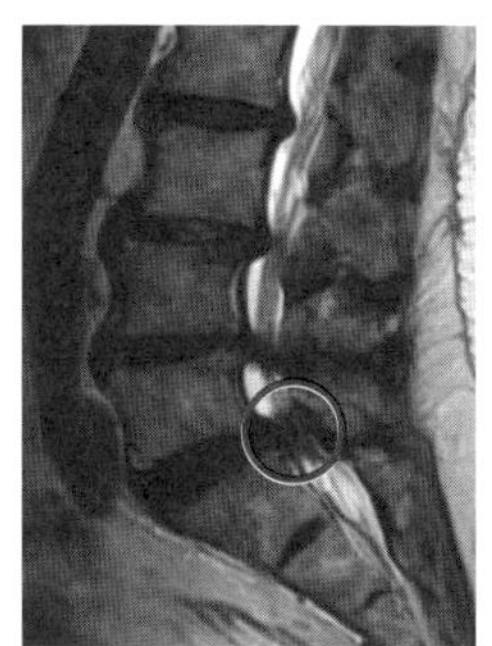

矢状断像
（腰椎を縦に割って横から見た像）

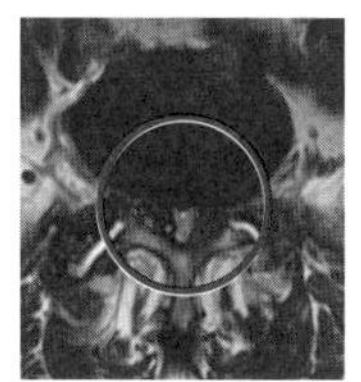

横断像
（腰椎を左像の○の位置で輪切りにしたもの）

脊柱管狭窄がみられるMRI画像

画像提供：慶應義塾大学医学部整形外科

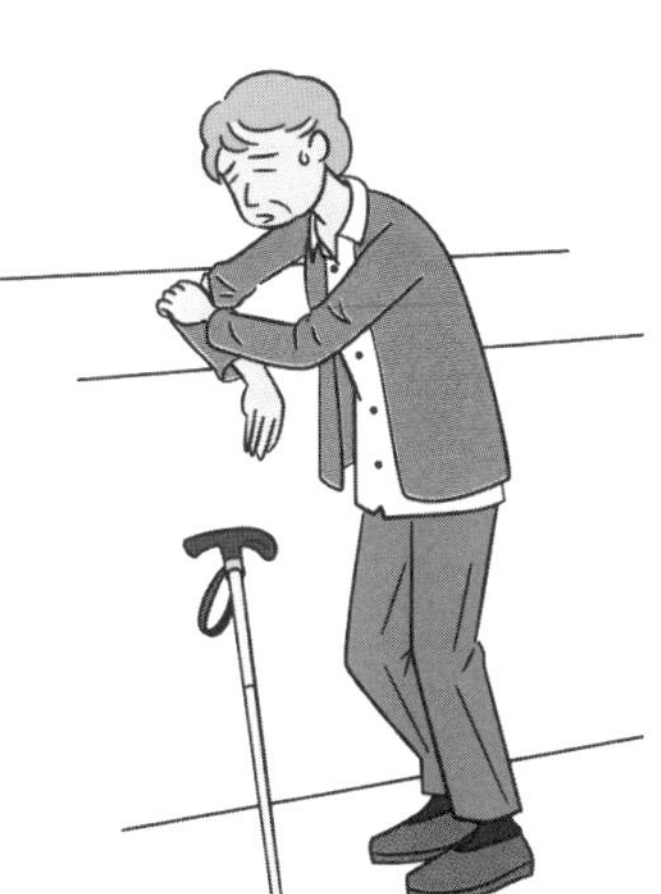

照）でも間欠跛行がみられることがあり、発症年齢も重なるため、鑑別が必要です。

症状の出現に姿勢による変化があることも特徴です。多くの場合、立ったり歩いたりしていると症状が出現し、しゃがんだり、椅子などに座ったりして前かがみや座位の姿勢になると腰部脊柱管が広がり、神経の圧迫が緩和されて症状が消失します。また、自転車や歩行器での移動は比較的楽に行えることも特徴です。一方で、末梢動脈疾患は歩くのをやめれば、姿勢に関係なく症状が改善することが特徴とされています。

腰痛は、腰部脊柱管狭窄症の主要な症状とはいえません。腰部脊柱管狭窄症でも腰痛を訴えない患者さんはいます。基本的に、脚のしびれなどがなく、訴えが腰痛のみの場合は腰部脊柱管狭窄症とは診断されません。

単純X線検査や単純CT検査、MRI検査などの画像検査の所見は診断の確定に役立ちます。一方で、腰部脊柱管狭窄症は加齢による背骨の変性や変形が主要な原因であり、高齢になれば症状がなくても画像検査で背骨の変性による腰部脊柱管狭窄がみられることがあります。また、腰部脊柱管狭窄が見つかっても、その部位が症状の原因とはならないこともあります。

**●診断サポートツール**

臀部から下半身の疼痛やしびれを訴える患者さんに対する「腰部脊柱管狭窄症診断サポートツール」が開発されており、患者

## ■ 腰部脊柱管狭窄症診断サポートツール(日本脊椎脊髄病学会)

当てはまる項目をチェックし、チェックした( )内の数字の合計点を求めてください。

ただし、アンダーラインの項目の数字は点数がマイナスですので注意してください

|  |  | | |
|---|---|---|---|
| 病歴 | 年齢 | □ 60歳未満 (0) | |
| | | □ 60~70歳 (1) | |
| | | □ 71歳以上 (2) | |
| | 糖尿病の既往 | □ あり (0) | □ なし (1) |
| 問診 | 間欠跛行 | □ あり (3) | □ なし (0) |
| | 立位で下肢症状悪化 | □ あり (2) | □ なし (0) |
| | 前屈で下肢症状が軽快 | □ あり (3) | □ なし (0) |
| 身体所見 | 前屈による下肢症状出現 | □ あり (−1) | □ なし (0) |
| | 後屈による下肢症状出現 | □ あり (1) | □ なし (0) |
| | ABI0.9<br>(下肢・上肢血圧比:0.9) | □ 以上 (3) | □ 未満 (0) |
| | ATR低下・消失<br>(アキレス腱反射:低下・消失) | □ あり (1) | □ 正常 (0) |
| | SLRテスト<br>(下肢伸展挙上テスト) | □ 陽性 (−2) | □ 陰性 (0) |

合計点　　　点

合計点が7点以上の場合は、腰部脊柱管狭窄症の可能性が高いといえます

さんのスクリーニング＊に有用です。一般によく使われているのは、日本脊椎脊髄病学会の「腰部脊柱管狭窄症診断サポートツール」（51ページ参照）です。『腰部脊柱管狭窄症診療ガイドライン２０２１改訂第2版』でも推奨されています。

ツールに含まれる項目は、病歴2項目、問診3項目、および身体所見5項目で、合計点はマイナス2点から16点までありま す。合計点が7点以上の場合は腰部脊柱管狭窄症の可能性が高いとされます。

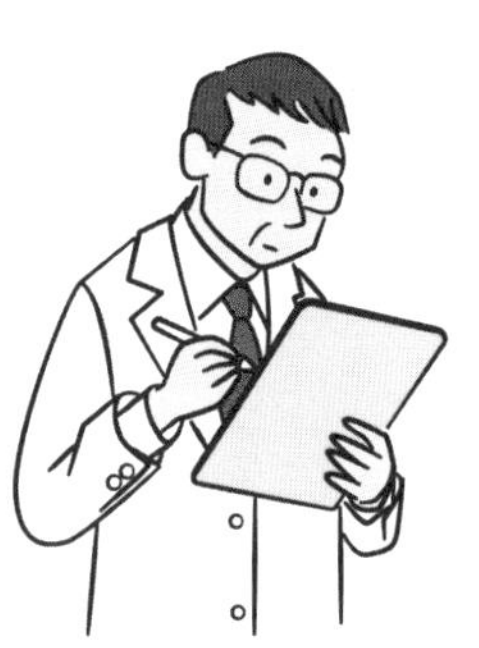

## 老化は止められないが症状の改善は可能

問診、診察、画像検査などの結果から、腰部脊柱管狭窄症と診断されると、治療方針が検討されます。

腰部脊柱管狭窄症の場合、必ずしも症状の強さと画像検査の結果は一致しません。画像検査で高度な狭窄が認められても症状は軽い人もいますし、逆に画像検査ではそれほど高度な狭窄が認められなくても重い症状を訴える人もいます。

また、腰部脊柱管狭窄症の主な原因は加齢による老化です。残念ながら老化を止めることはできません。しかし、治療によっ

## ■ 深掘り⑫ わからないことがあったらしっかり医師と話し合おう

**【質問例】**

- 自分はどんな病気にかかっているのか？
- 自分の現在の病状は？（病期や重症度など）
- どんな治療法があるのか？
- 自分に今必要な治療は何か？
- 治療の副作用は？
- 治療を受けないとどうなるのか？
- 治療費はどのくらいかかる？

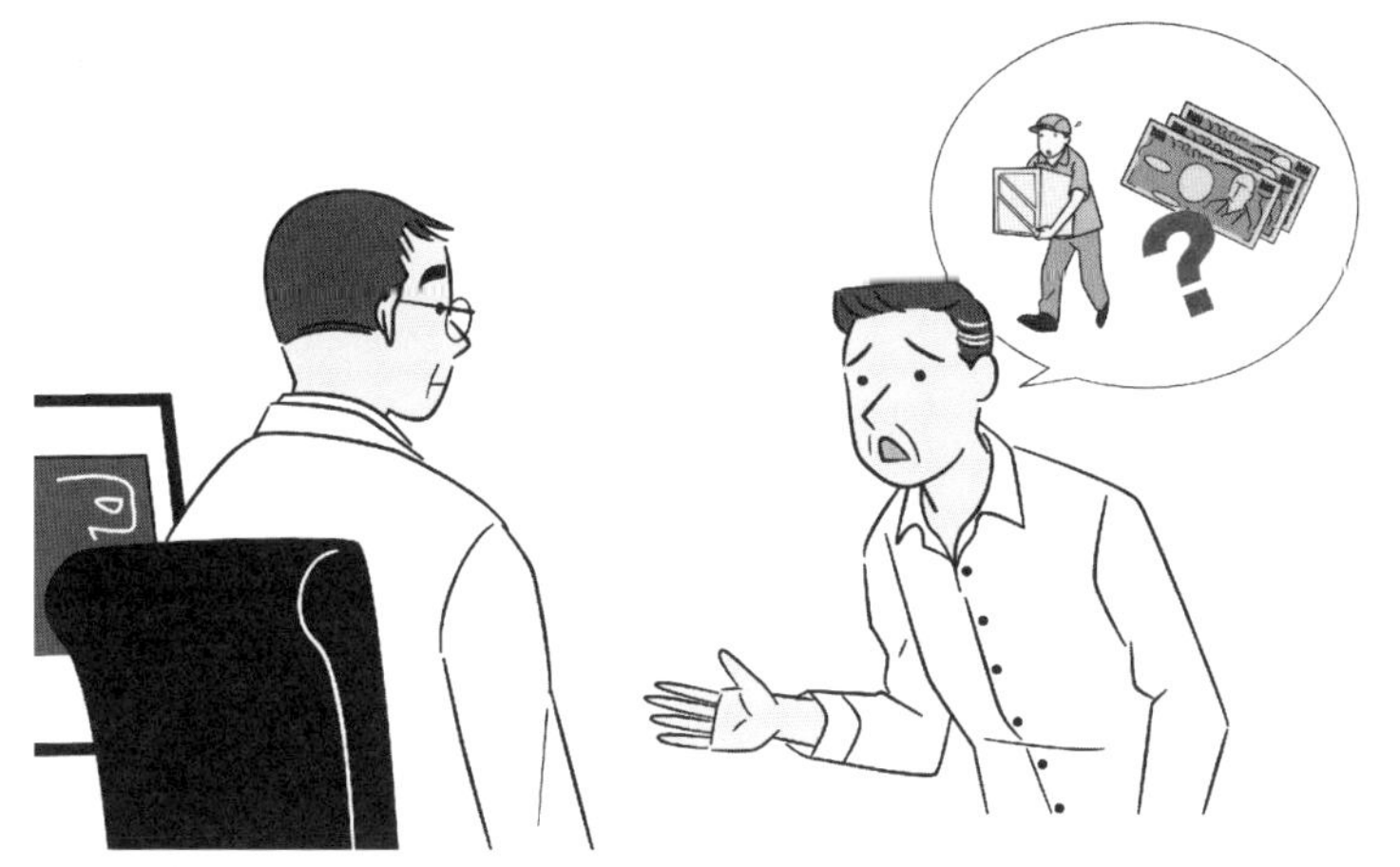

インフォームド・コンセント（説明と同意）が現在の医療では重視される。医師からの説明をただ受け身で聞くだけでなく、わからないことがあれば遠慮なく質問して、疑問や不安を解消しておくことが大切

＊**スクリーニング** — ふるい分け、選抜の意味。医療におけるスクリーニングとは、無症状の集団を対象に検査を行い、目標とする病気の患者さんや発症が予測される患者さんをふるい分けすること。スクリーニング検査。

てつらい症状をやわらげ、日常生活の不便をできるだけ減らすことは可能です。

腰部脊柱管狭窄症の治療では、まずは薬物療法などの保存療法で症状の緩和を目指します。特に神経根型では、保存療法により一定の効果が得られる場合も少なくありません。

手術は腰部脊柱管狭窄症に対する根本的な治療になり得ますが、一定の負担やリスクもあるため、さまざまなことを考えて受けるかどうかを決める必要があります。

保存療法を行ったにもかかわらず重度の間欠跛行で生活に大きな支障が出ている場合は手術を受けていただくとよいと思います。特に、馬尾障害による排尿障害や下半身の麻痺がある場合は、早めの手術が望ましいです。手術までに時間を費やすと、術後の症状の改善が十分に得られなくなるためです。

## ●インフォームド・コンセント

現在の医療は、「インフォームド・コンセント（説明と同意）」といって、医師は検査結果や病状、治療方針などをわかりやすく患者さんに説明するとともに、患者さんは医師の説明をよく聞いて正しく理解し、十分に納得したうえで治療を受けることが重視されます。

医師がすすめる治療をただ受けるのではなく、自分のライフスタイルや望ましい生活を考えながら、最も自分に合っていると思える治療法を選択していくことが大切です（53ページ参照）。

# 第5章

# 「腰部脊柱管狭窄症」の保存療法

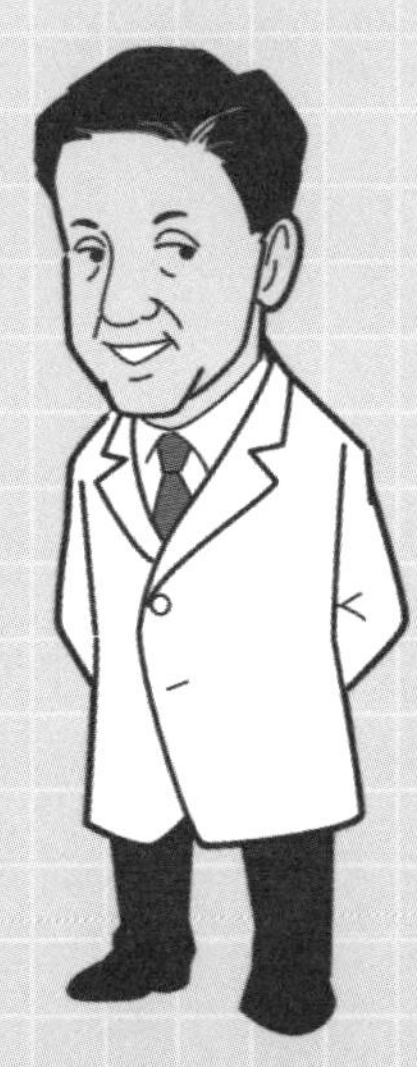

# 保存療法が第一選択。悪化を防ぎ障害を緩和することが目的

## スタートは保存療法から

保存療法とは、手術以外の方法で痛みやしびれなどの症状をやわらげ、日常生活での不便を減らす治療法の総称です。

腰部脊柱管狭窄症の主な原因は加齢ですので、その進行を完全に食い止めることはできません。ですが、適切な保存療法によって症状を緩和し、日常生活の不自由さを改善することはできます。

腰部脊柱管狭窄症では、高度の麻痺がある人などを除いて、まずは保存療法からスタートします。軽度から中等度の腰部脊柱管狭窄症では保存療法が有効な場合もあり、特に神経根症状には痛みを改善する効果が期待できます。保存療法には、①薬物療法、②神経ブロック療法、③物理療法、④運動療法、⑤装具療法などがあります。その中から、その人の年齢や症状、仕事やライフスタイルなどを考慮しつつ、希望に

応じていくつかの方法を組み合わせて治療していきます。

## 薬物療法──症状の緩和と血流の増加を目的に

患者さんが整形外科を受診する最大の動機は、「痛みやしびれなどのつらい症状をとってほしい」ということです。まずは薬で痛みを抑えることを目指します。そのために最も多く処方されるのが鎮痛薬、いわゆる痛み止めです。

その他、神経の血流を改善させるプロスタグランジン $E_1$ 製剤（リマプロストアルファデクス）、筋弛緩（しかん）薬、ビタミン $B_{12}$ 製剤などが用いられます。

### ●非ステロイド性消炎鎮痛薬（NSAIDs）（59ページ参照）

痛み止めとして最も広く使われているほか、炎症を抑える作用があります。多くの種類があり、剤型も内服薬、坐薬、貼り薬、塗り薬などがあります。副作用としては胃の粘膜障害や消化器潰瘍などがあり、空腹時の服用は避け、食後30分以内にのむのが原則です。また、長期間服用し続けると、ごくまれに腎障害や肝障害といった重大な副作用があらわれることがあります。高齢者が慢性痛で長く使用する場合は、副作用に対する十分な注意が必要です。

### ●アセトアミノフェン
（非ピリン系解熱鎮痛薬）（59ページ参照）

熱を下げ、痛みを緩和する作用があるた

め、頭痛、腰痛症、歯痛、月経痛などさまざまな痛みの緩和に広く使われています。抗炎症作用がないことから非ステロイド性消炎鎮痛薬に分類されず、鎮痛効果も非ステロイド性消炎鎮痛薬に比べてやや穏やかです。胃腸障害などが危惧される高齢者に処方されることが多いです。

### ●プロスタグランジン$E_1$製剤（リマプロストアルファデクス）

血管を広げて血流をよくする作用がある血管拡張薬です。プロスタグランジン$E_1$製剤は、現在、腰部脊柱管狭窄症の薬物療法の中心的存在になっています。内服薬のほか、点滴薬、注射薬があります。

血管を拡張することで、脚のしびれや痛み、歩行能力の改善が期待できます。特に下半身のしびれや間欠跛行を伴う馬尾症状の軽減に有用とされています。

主な副作用として、吐き気、下痢、ほてり、発疹、かゆみ、頭痛などがあります。

### ●神経障害性疼痛治療薬

神経障害性疼痛治療薬であるプレガバリン（商品名：リリカ）、ミロガバリン（商品名：タリージェ）は神経性のしびれるような痛みに効くとされ、腰部脊柱管狭窄症の下肢痛やしびれ、坐骨神経痛に用いられます。主な副作用として、眠気、めまい、むくみ、体重増加などがあります。

### ●筋弛緩薬

痛みのためにこわばった筋肉をやわらげる薬で、多くの種類があります。

副作用は比較的まれですが、眠気、ふら

## ■ 腰部脊柱管狭窄症に用いられる主な薬

| 薬の種類 | 主な作用と特徴 | 主な副作用 | 商品名（例） |
|---|---|---|---|
| 非ステロイド性消炎鎮痛薬（NSAIDs） | 痛みとともに炎症を抑える。内服薬、坐薬、貼り薬、塗り薬など種類が多い | 胃痛、吐き気、食欲不振など | ロキソニン、モービック、ボルタレン、セレコックスなど |
| アセトアミノフェン | 熱を下げ、痛みを緩和する | 吐き気、下痢など | カロナールなど |
| プロスタグランジン$E_1$製剤 | 血管を広げて、神経の血流をよくする | 吐き気、下痢、ほてり、発疹、かゆみ、頭痛など | オパルモン、リマプロストアルファデクスなど |
| 神経障害性疼痛治療薬 | 神経性のしびれるような痛みに効果がある | めまい、眠気、むくみ、体重増加など | リリカ<br>タリージェ |
| 筋弛緩薬 | 筋肉の緊張をやわらげる。非ステロイド性消炎鎮痛薬と併用するとより効果的 | 発疹、眠気、ふらつき、吐き気・嘔吐、口の渇きなど | ミオナール、アロフト、テルネリンなど |
| ビタミン$B_{12}$製剤 | 傷ついた神経を修復し、安定させる | 発疹、食欲不振、吐き気、下痢など | メチコバール、メコバラミンなど |
| セロトニン・ノルアドレナリン再取り込み阻害薬（SNRI） | 脳内物質のセロトニンとノルアドレナリンを増やす。精神症状の改善だけでなく、慢性的な痛みにも有効 | 眠気、めまい、吐き気など | サインバルタ |
| オピオイド系鎮痛薬 | 強い鎮痛作用がある。通常の鎮痛薬が効かない場合に用いられる | 吐き気・嘔吐、便秘、眠気、めまいなど | トラマール、トラムセット配合剤など |

つき、めまいなどの神経症状や、悪心（おしん）＊・嘔吐（おうと）、食欲不振などの胃腸症状、発疹、口の渇きなどが共通してみられます。

**●ビタミンB12製剤（59ページ参照）**

ビタミンB12は傷ついた神経を修復し、安定させる作用があり、しびれがあるときに神経の回復を促すことを期待して用いられます。また、副作用が少ないことも利点です。

**●セロトニン・ノルアドレナリン再取り込み阻害薬（SNRI）（59ページ参照）**

抗うつ薬のひとつで、脳内物質のセロトニンとノルアドレナリンを増やす作用があります。精神症状の改善のほか、慢性的な痛みの緩和にも有効なことがわかっています。眠気、めまい、吐き気などの副作用があります。

**●オピオイド系鎮痛薬（59ページ参照）**

強い鎮痛効果があります。通常の鎮痛薬を使用しても、激しい痛みが続くような場合に使用が検討されます。

坐骨神経痛に用いられることがあるのは弱オピオイド鎮痛薬（トラマドールなど）と呼ばれるタイプです。吐き気、嘔吐、便秘、眠気、めまいなどの副作用があり、制吐薬（吐き気止め）や便秘薬とともに用いられることが多いです。

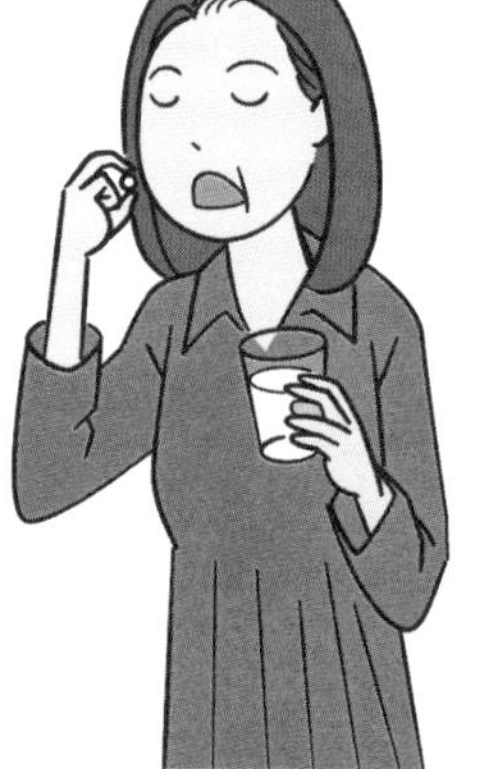

## 神経ブロック療法——局所麻酔薬で痛みを取る

神経ブロック療法は、痛みの発生源になっている神経やその周囲に直接、局所麻酔薬を注射して、痛みの経路を遮断（ブロック）する方法です。炎症を抑えるステロイド薬を同時に投与することもあります。整形外科や痛みの治療を専門に行うペインクリニックの外来で主に行われます。すみやかに効果があらわれることから、通常の薬物療法では十分な効果が得られない場合に行われています。

神経ブロック療法には、局所麻酔薬を注入する部位によっていくつかの種類があります。腰部脊柱管狭窄症の治療で用いられるのは、主に硬膜外ブロックと神経根ブロックです。

●**硬膜外ブロック（63ページ参照）**

脊柱管の中で馬尾を包んでいる硬膜の外側（硬膜外腔という）に局所麻酔薬を注入する方法です。併せてステロイド薬を注入することもあります。

硬膜外ブロックの対象になるのは、内服薬などの治療で改善しない下半身の強い痛みやしびれのある人です。注射をする部位によって、腰椎硬膜外ブロックと仙骨硬膜外ブロックがあります。

●**神経根ブロック（63ページ参照）**

通常、神経根型の腰部脊柱管狭窄症の患

＊**悪心**—気持ちが悪く、むかついて吐きそうな感じ。

者さんが対象になります。痛みを生じている神経根に直接、局所麻酔薬を注入する方法です。ステロイド薬を併用することもあります。患者さんはうつぶせになった姿勢で、医師はX線透視下で神経根の位置を確認しながら、障害されている神経根に直接注射針を刺します。神経に針が触れた際に、患者さんはピリッと電気が走るような痛みを感じますので、そこに局所麻酔薬を注入します。

神経ブロック後に痛みの改善が得られた場合、注射をした神経根が症状の原因になっていると判断できるため、治療と診断を兼ねているともいえます。また、局所麻酔薬の注入前後に造影剤を注入して行う場合もあります。造影剤の流れ方を観察することにより、神経根の圧迫や走行の状態を調べることができます。

## ●神経ブロック療法の効果とリスク

神経ブロック療法は保存療法の中で最も強力な鎮痛効果が期待できる治療法ですが、効果には個人差があります。

一方、神経ブロック療法にはリスクがあることも知っておいたほうがよいでしょう。神経ブロック療法は神経やその周囲に注射で薬を注入する方法ですから、頻度は低いですが、出血や感染を引き起こしたり、針によって神経そのものを傷つけてしまったりする可能性があります。

また、血液をさらさらにする薬（抗凝固薬）を内服している人、血液検査の結果で血液が固まりにくい人、糖尿病などで感染

## ■ 深掘り⑬　神経ブロック療法

**腰部脊柱管狭窄症で用いられる神経ブロック療法には、主に硬膜外ブロックと神経根ブロックの２種類がある**

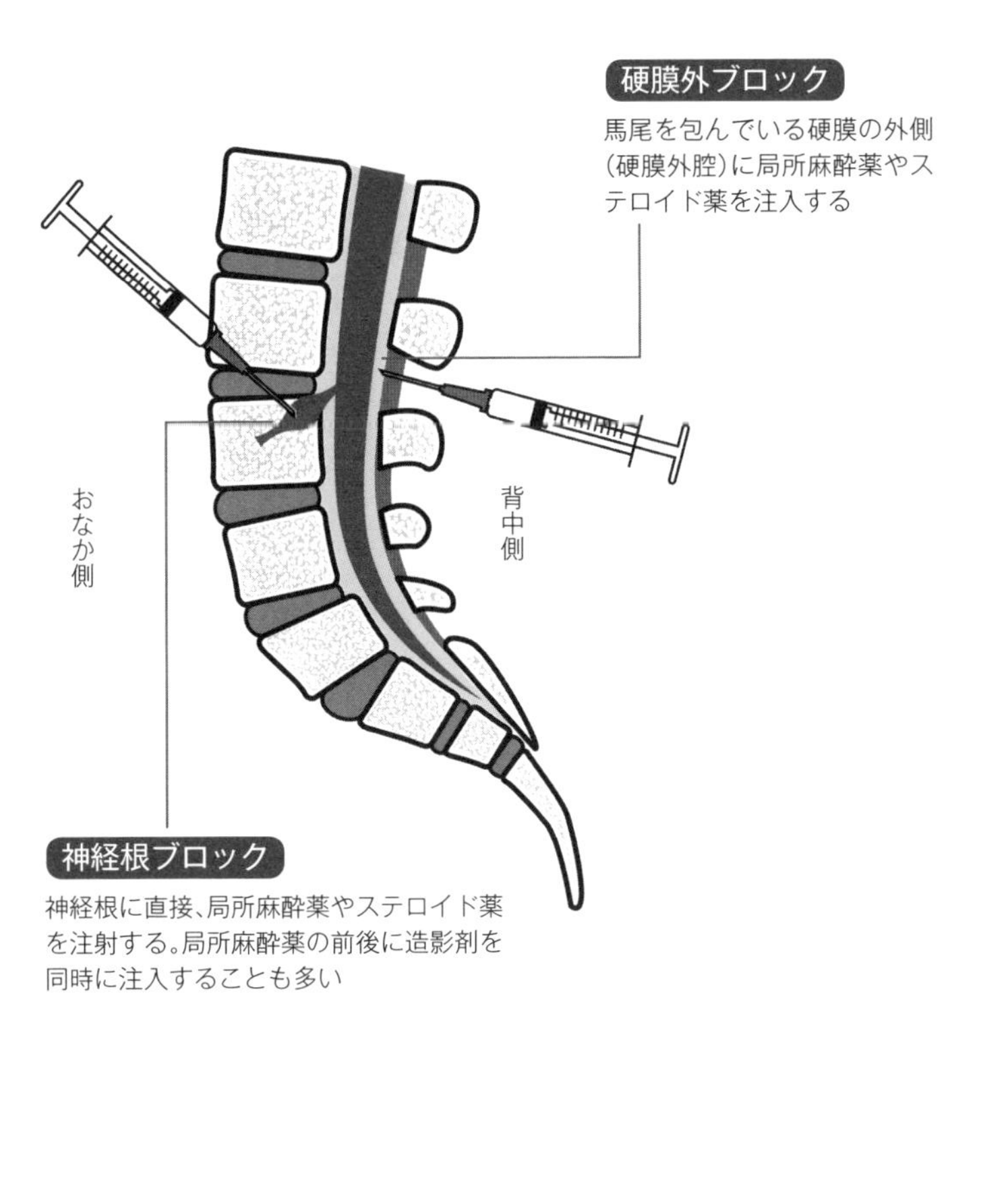

しやすい人、過去に局所麻酔薬でアレルギーが出た人などは、神経ブロック療法の対象とならないことがあります。

## 物理療法――物理的な方法で痛みをやわらげ運動機能の回復を図る

物理療法とは、体を動かす機能が低下している患者さんに対して、運動、熱や光、電気など、物理的手段を用いて痛みをやわらげ、衰えた運動機能の回復と痛みの緩和を図る治療法のことをいいます。腰部脊柱管狭窄症に対しても行われます。

### ●温熱療法

腰や脚の痛むところを温めることによって血管を拡張させ、患部の血行をよくすることで痛みを軽減させる方法です。温める手段としては、ホットパック（温湿布）、赤外線、マイクロウェーブ（波長のごく短い電磁波）療法などがあります。

ホットパックとは、保温性に優れたゲル状の物質を袋に入れたものを80℃程度のお湯で温め、バスタオルに包んで患部に当てる方法です。

マイクロウェーブ療法は、マイクロ波を熱エネルギーに変換させて患部を温める方法です。比較的深部の組織に有効で、被服の上から照射できます。ただし、心臓ペースメーカーなどの機器や固定器具などの金属が体内に入っている人の場合は行うことができません。

## ■ 深掘り⑭　主な物理療法

### 温熱療法

腰や脚の痛むところを温めることによって血管を拡張させ、患部の血行をよくすることで痛みを軽減させる方法。温める手段としては、ホットパック(温湿布)、赤外線、マイクロウェーブ(波長のごく短い電磁波)などがある

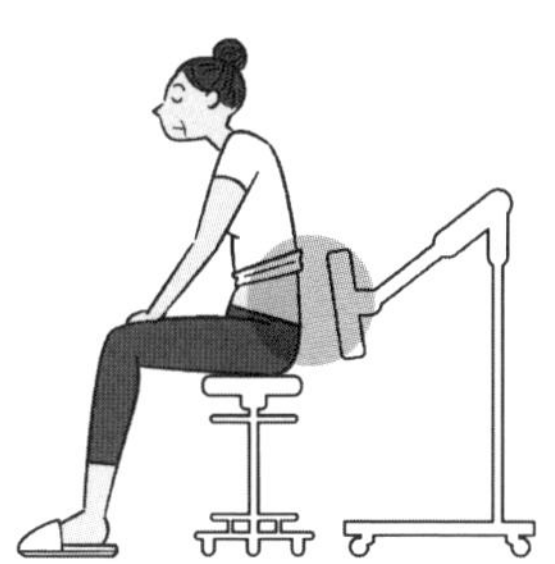

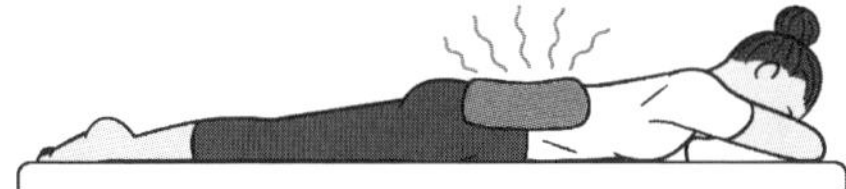

### 牽引療法

骨盤を機械で引っ張って腰椎を伸ばす方法。脚のほうへ引っ張ることで筋・靭帯などに対するストレッチ効果、血液循環の改善などが期待できるとされる

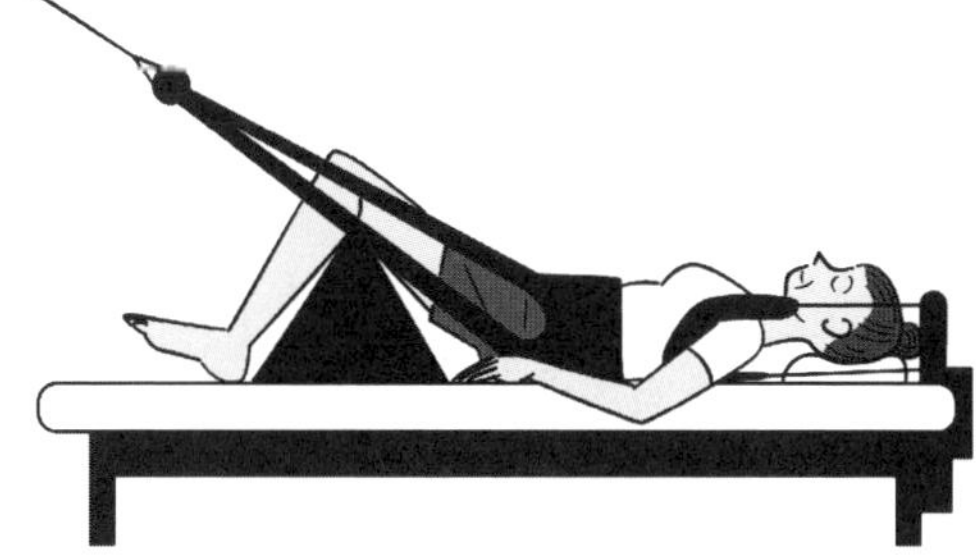

### 低周波電気刺激療法

痛みのもとになる神経を弱い電流で刺激して、痛みをやわらげる

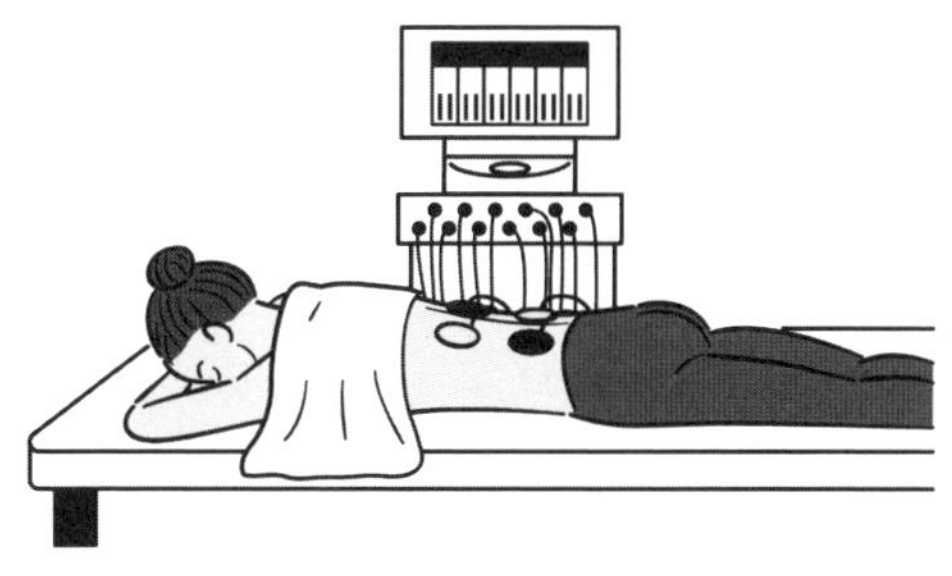

●牽引療法（65ページ参照）

腰痛に対しては、骨盤の位置にベルトをかけ、脚の方向へ引っ張る「骨盤牽引」が行われます。筋・靱帯などに対するストレッチ効果、血液循環の改善などの効果があるとされますが、効果の有無は個人差があります。

また、脊椎カリエスなど脊椎の感染症、高度の骨粗しょう症、腫瘍、明らかな神経麻痺がある患者さん、妊婦さんなどには行うことができません。

●低周波電気刺激療法（65ページ参照）

ごく弱い電流を患部に流すことで、痛みの元になっている神経を刺激し、痛みをやわらげる方法です。神経への刺激だけでなく、筋肉収縮作用もあるため、血行改善にも効果があります。全身の安静が必要な患者さんや悪性腫瘍の患者さんなどは対象になりません。

ここまで紹介した物理療法の効果には個人差があります。効果がある場合はよいのですが、効果がみられないときや、痛みが悪化するような場合は無理に続けることなく、医師と相談して中止しましょう。

## 運動療法——症状の改善や運動機能の回復を目指す

運動によって筋肉や靱帯の緊張をやわらげ、筋力を強化して症状の改善や運動機能の回復を目指す方法です。

## ■ 深掘り⑮　運動療法の効果と注意点

運動療法の効果

- 筋肉や靱帯のこわばりがほぐれる
- 血行がよくなり、痛みや炎症を起こす物質の排出が促される
- 筋力が強化され、運動能力や身体能力が高まる

運動療法の注意点

- 痛みの出るような強い運動はしない
- 痛みが強い時期には行わない
- 痛みが出たらすぐに運動を中止し、担当医に相談する
- 医師や理学療法士の指示を守る

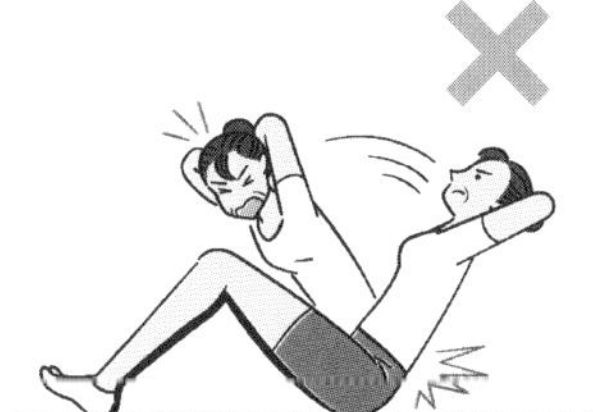

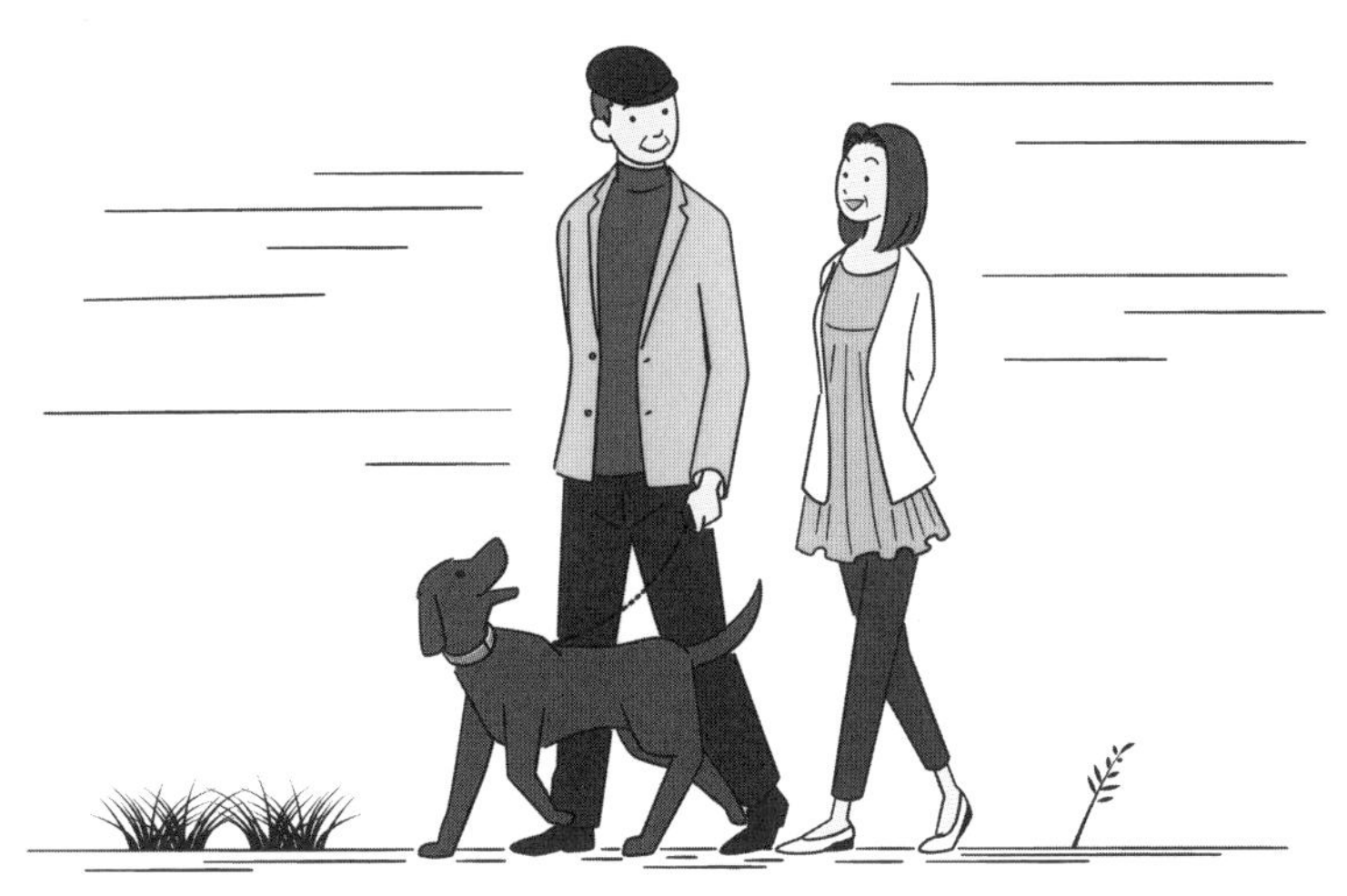

腰部脊柱管狭窄症に対しては、腰に負担をかけるような激しい運動は避け、ストレッチや、腰筋・背筋などの体幹筋や骨盤・下半身の筋力を強化する体操、ウオーキング、水泳、エアロバイクなどをできるだけ毎日続けることが大切です。ただし、痛みが強いときなどは運動を避けたほうがよいこともあります。また、ブリッジなどの強い後屈を強いられる運動も避けたほうがよいでしょう。運動療法の開始や強度は、担当医や理学療法士＊に相談しましょう。

## 装具療法――腰椎の安定、痛みの緩和、姿勢の保持

病気やけがで体の機能が障害されたときに、その機能を補助するために使用される道具を装具といいます。腰部脊柱管狭窄症の装具療法には「コルセット」があります。医療用コルセットには、軟性コルセットと硬性コルセットがあり、腰部脊柱管狭窄症で用いられるのは軟性コルセットです（69ページ参照）。

コルセットを装着することによって、腰が反らないように安定できるので、痛みが軽減し、歩行距離が延びることもあります。

一般に、コルセットは痛みが強い時期にのみ着用します。コルセットをつけていると痛みがやわらぐため、つい使い続けてしまいがちですが、長く使い続けると体幹の筋力が低下したり、腰椎の可動性が低下したりする弊害もあるので注意が必要です。

## ■ 深掘り⑯　装具療法―コルセットの種類

腰部脊柱管狭窄症の装具療法にはコルセットが用いられる。コルセットは、かたさによって、軟性コルセットと硬性コルセットの2種類に大きく分けられる

**軟性コルセット**

メッシュ素材など弾力性のある素材でできており、金属製の支柱が入っている。腹圧を上げて腰椎を固定し、腹筋や背筋を補強する

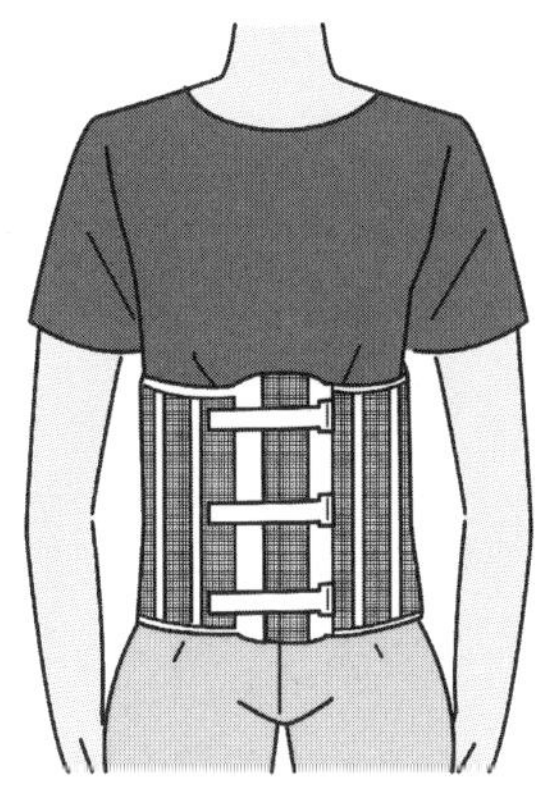

**硬性コルセット**

プラスチックや金属でできていて、椎体骨折や手術後の腰椎固定などに用いられる

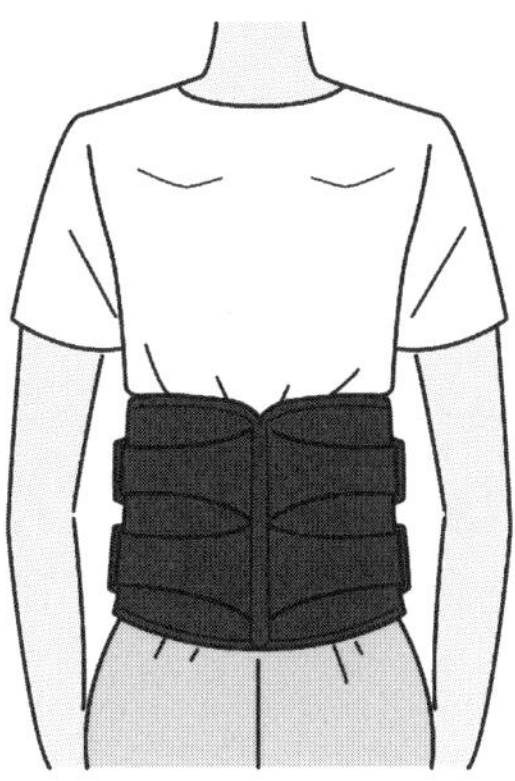

**コルセットの目的は？**

①腰椎が前後に動きすぎないようにする
②腹圧を上げて腰椎を安定させる
③背骨の正常な弯曲を維持し、よりよい姿勢を保つ

＊**理学療法士** ― 医師の指示のもとで運動療法、物理療法、マッサージなどの理学療法を行う医療技術者。国家資格。

**コラム**

## 腰部脊柱管狭窄症をもたらす疾患のひとつ 腰椎椎間板ヘルニアの最新治療――椎間板髄核融解術

椎間板髄核融解術は、腰椎椎間板ヘルニア（30ページ参照）の保存療法の新たな選択肢として注目されている治療法です（保険適用）。椎間板内にコンドリアーゼという酵素を注入する方法で、１泊２日、あるいは外来での治療ですみます。効果が自覚できるようになるまでに２～４週間ほど。その後３か月ほどかけて痛みの改善が期待できます。

※この治療は２回目の投与ができず、すべてのタイプの腰椎椎間板ヘルニアが適応になるわけではありません。

術前　矢状断像

おなか側

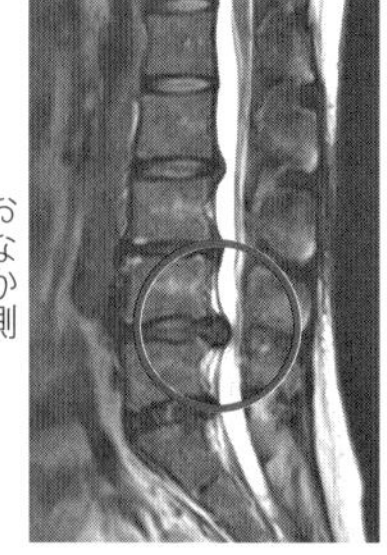

背中側

３か月後

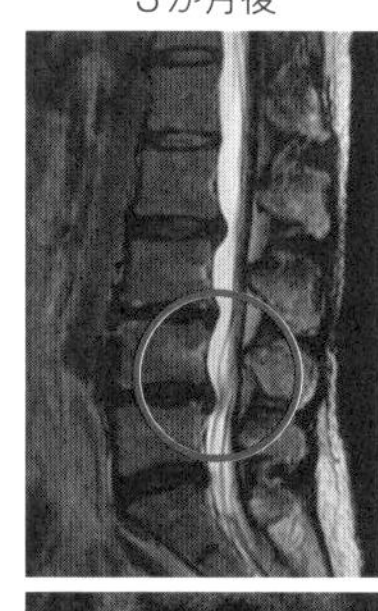

１年後

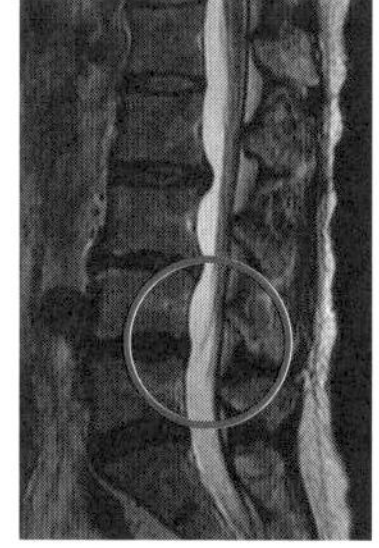

おなか側　横断像

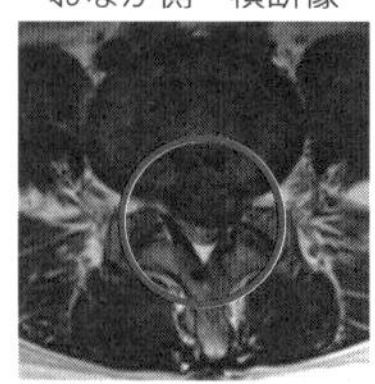

背中側

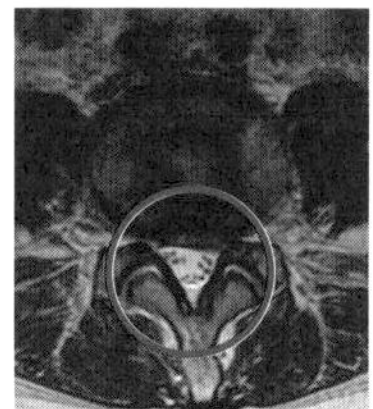

画像提供：慶應義塾大学医学部整形外科

**症状**：右下肢に軽度の筋力低下と知覚障害、しびれ。

**MRI画像**：第４･第５腰椎間の左中心に大きなヘルニアがある（左の上下画像の○印）。酵素注入後3か月にはヘルニアの縮小がみられ、1年後には完全に縮小。

慶應義塾大学病院では、腰椎椎間板ヘルニアのみならず脊椎脊髄疾患の治療成績の向上や新たな治療法の研究に取り組んでいます。

# 第6章

# 「腰部脊柱管狭窄症」の手術療法

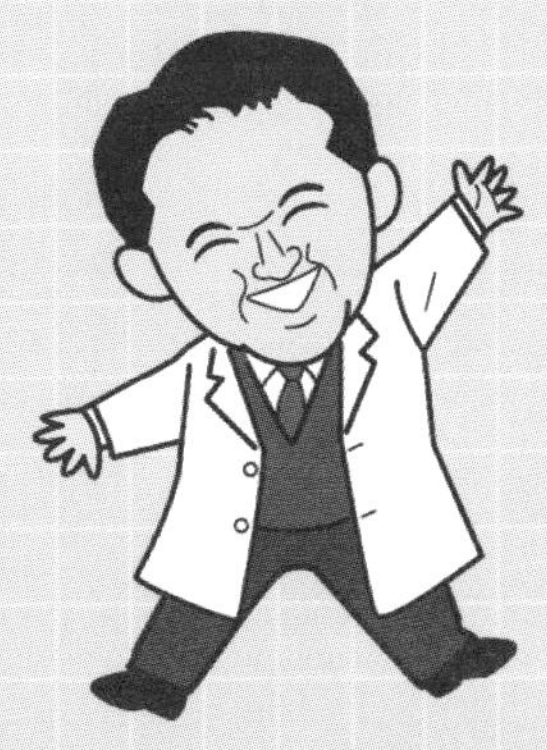

# 手術で痛みやしびれなどの症状を改善

## 手術が検討されるとき

保存療法で満足な効果が得られず、仕事や家事ができないなど日常生活に支障を来すようになった場合には、手術療法が検討されます。特に馬尾型は進行しやすく、保存療法が効きにくいことから、早い段階で手術をすすめられることがあります。

腰部脊柱管狭窄症の手術の目的は、神経の圧迫を取り除き、痛みやしびれなどの症状を改善することです。

最近は体に負担の少ない低侵襲（ていしんしゅう）手術＊も進歩しており、麻痺などの重い症状が出る前に手術を受けたほうがよいとの考え方もあります。神経が長期の圧迫で元に戻らないほど傷んでしまわない段階で受けたほうが、しびれや痛みの改善が良好で、よりよい治療成績が期待できるのです。

患者さんの希望も尊重されます。同じような歩行障害でも、患者さんによって受け

## 一般的に手術が検討されるケース

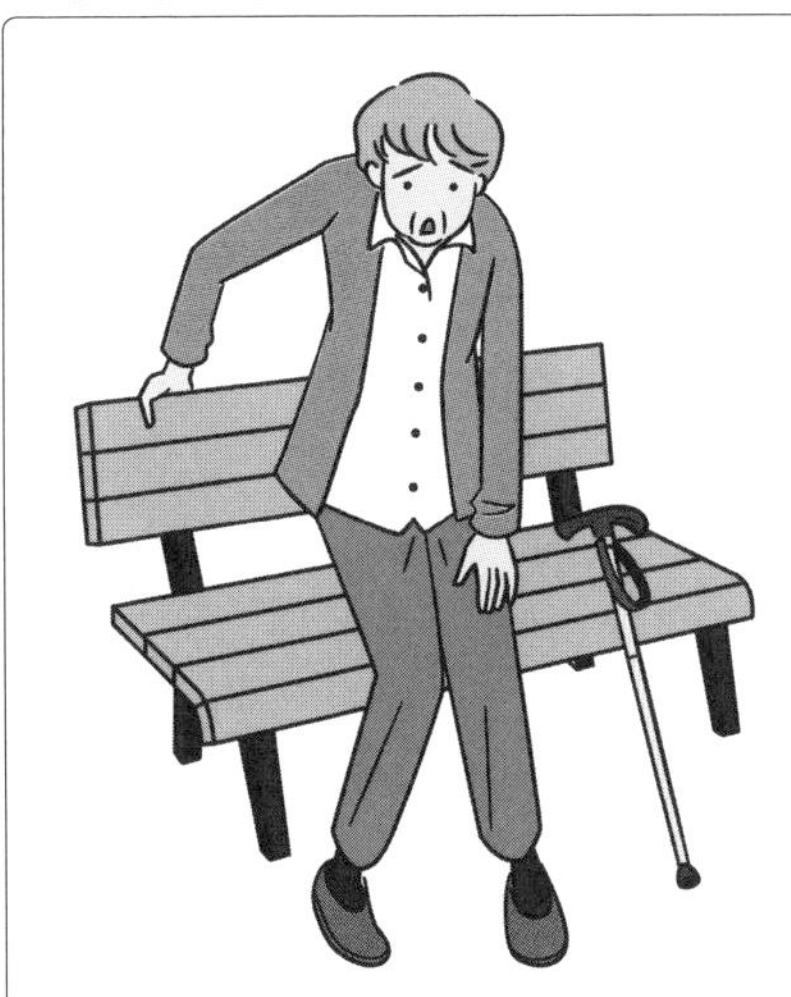

- 脚の痛みや間欠跛行(かんけつはこう)が強く、日常動作が困難になったとき
- 脚の筋力の低下や、麻痺などで、歩行が困難になったとき
- 排尿・排便障害があるとき
- 患者さんがより活動的な生活を希望するとき

取り方や事情が異なります。間欠跛行(かんけつはこう)があらわれても、出かけるのは近所のスーパーマーケットぐらいだから問題ないと考える人がいる一方で、ゴルフも旅行もしたいし、もっと活動的になりたいと考える患者さんもいます。後者のような患者さんには手術をより積極的に検討することになります。

近年、手術の安全性は顕著に向上していますが、それでも手術には多かれ少なかれリスクが伴います。手術部位局所の合併症（74ページ参照）に加えて、まれではありますが、命に関わるような全身の合併症を生じることもあります。神経の損傷が生じた場合には、経過とともに改善する場合もありますが、後遺症として麻痺が残ることもあります。手術の必要性やタイミングに

**＊低侵襲手術** — 患者さんの体に負担（侵襲）が少ない手術方法で、整形外科の手術では内視鏡下手術、顕微鏡下手術などがある。

ついては、患者さんは医師とよく話し合い、自身の希望も伝え、納得したうえで受けるようにしてください。

■ **手術の主な合併症**

| | |
|---|---|
| 神経の損傷 | 筋力低下、感覚障害、排尿・排便障害（馬尾の損傷） |
| 血腫 | 手術の後に創（きず）の中に血液がたまること。この血腫が神経を圧迫して麻痺の原因になることも |
| 硬膜の損傷 | 神経を包んでいる硬膜が傷ついて髄液がもれることがある（内視鏡による手術で起こりやすい） |
| 感染症 | 手術全般で起こりうる。特に糖尿病があるとリスクが高まる。手術後数日で起こる早期感染、数週間以降に起こる遅発性感染がある |
| 深部静脈血栓症 | 脚の静脈内に血栓ができて、脚の腫れや痛みが生じる。血栓が肺や心臓に飛ぶと肺血栓塞栓症を起こし、呼吸困難やショック症状を起こすこともある |

## 手術の基本は「後方除圧術」

腰部脊柱管狭窄症（ようぶせきちゅうかんきょうさくしょう）による症状は、椎骨や椎間板に生じた加齢変化・変性によって、神経の通り道である脊柱管が狭くなり、中を通る神経が圧迫されて起こります。そのため、腰部脊柱管狭窄症の手術は、神経を圧迫している原因を背中の後ろ側から取り除く「後方除圧術」が基本となります。

脊柱管内で神経を圧迫しているのは、椎弓間をつないでいる黄色靱帯（おうしょくじんたい）や、椎骨の後方部分にあたる椎弓の一部です。背中側から椎弓の一部を切除するため、一般に「椎弓切除術」と呼ばれます。

## ■ 深掘り⑰ 後方除圧術

腰椎の横断図

**椎弓切除術**

主に脊柱管の狭窄が高度な場合や、複数の部位に生じている場合に行われる

背中側

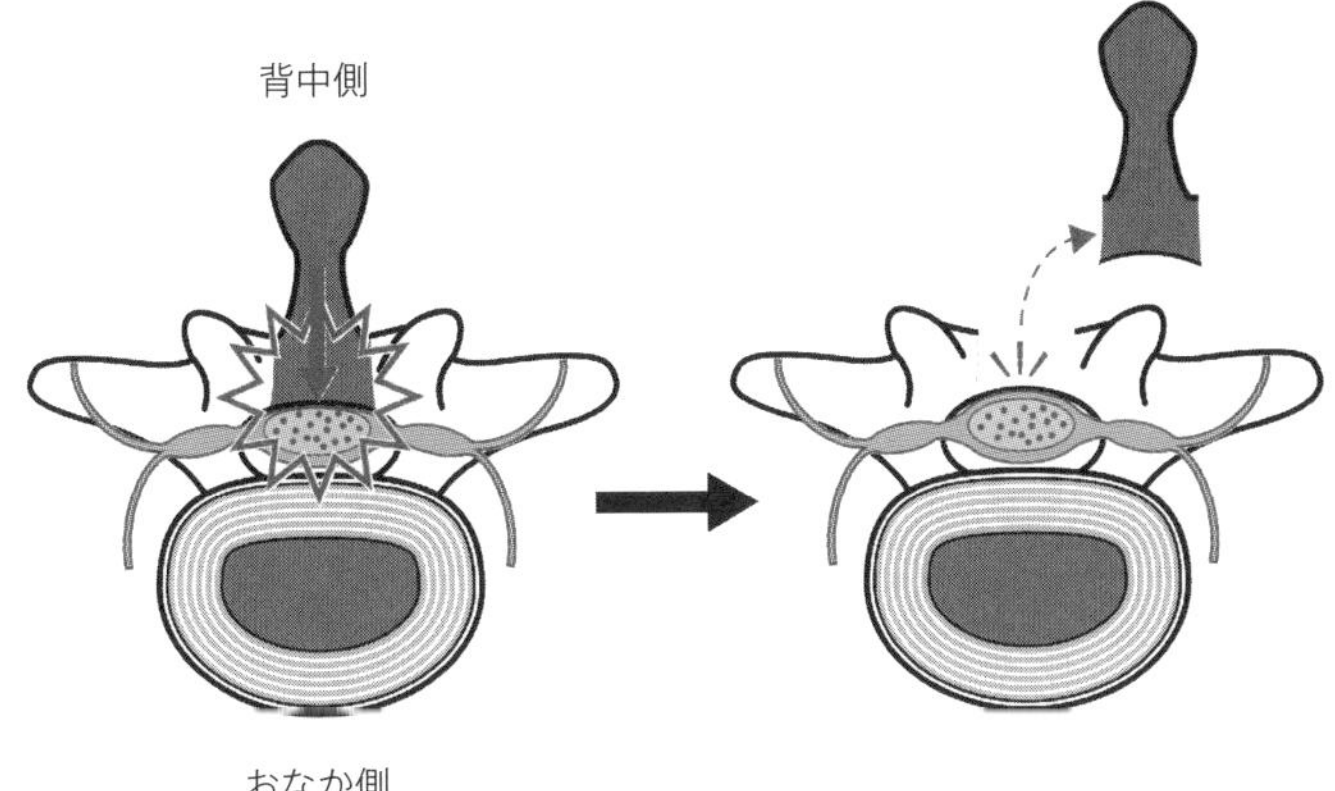

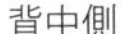

おなか側

**部分椎弓切除術(開窓術)**

狭窄の範囲が限られている場合は神経を圧迫している椎弓の一部分だけを切除する

背中側

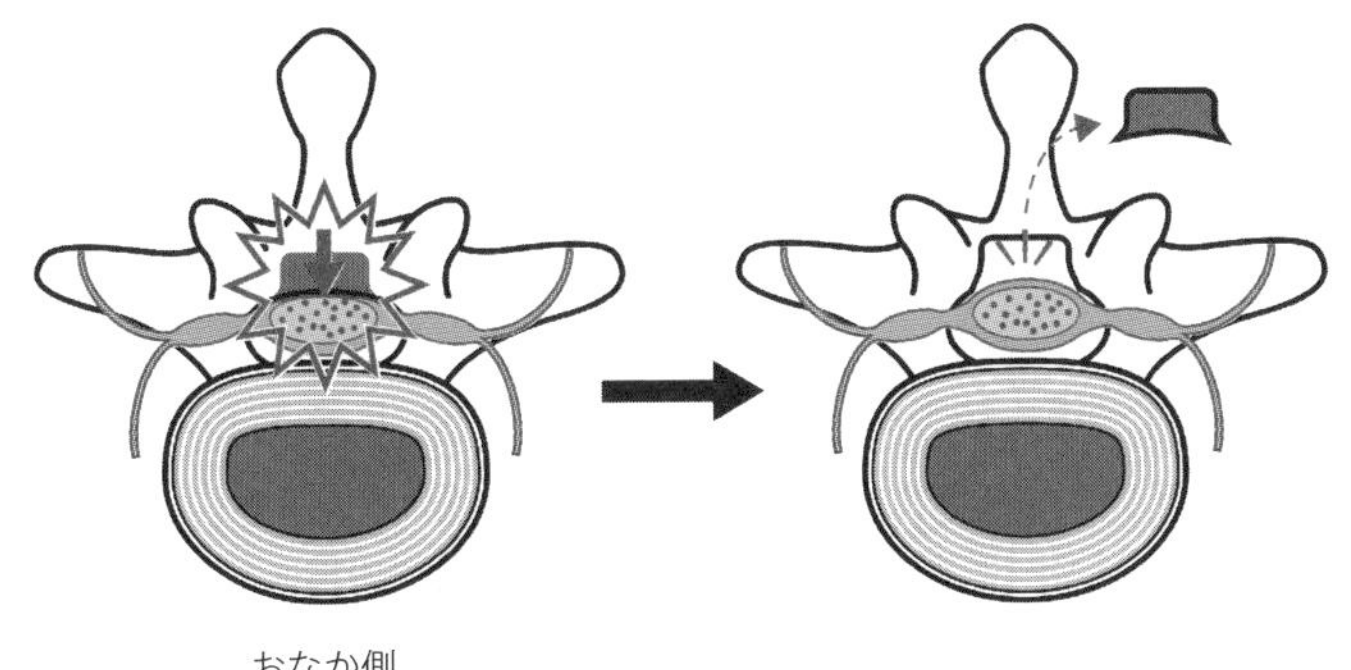

おなか側

手術方法はさまざまです。従来の方法では、患部の皮膚を縦に切開し、馬尾や神経根を圧迫している椎弓や椎間関節、黄色靭帯を、それぞれ狭窄を起こしている椎間ごとに切除します。腰椎椎間板ヘルニアを合併している場合は、飛び出しているヘルニアも同時に切除します。従来の方法の難点は、背骨の周囲にある筋肉を大きくはがし、器具で引っ張ってよけながら手術を進めるため、筋肉が傷ついて、手術後に背筋力が低下したり、腰痛が残ったりすることでした。また、離床に時間がかかり、入院期間も長くなりがちでした。

最近は、より体への負担が少ない「低侵襲手術」が普及しています。特に狭窄の範囲が限られている場合は、椎弓の一部を切除して、ここから神経を圧迫している骨や靭帯を最小限の範囲で切除する「部分椎弓切除術」も行われます。椎弓に窓のような小さな孔を開けることから「開窓術（かいそうじゅつ）」とも呼ばれます。開窓術では、内視鏡を用いる「内視鏡下手術」や、手術用顕微鏡で見ながら手術する「顕微鏡下手術」も行われます。いずれも傷が小さくて済むため体への負担が軽く、入院期間も短縮できるというメリットがあります。

## 椎体間固定術が必要になることも

腰部脊柱管狭窄症の患者さんの中には、腰椎すべり症を合併している人もいます。

## ■ 深掘り⑱　後方経路腰椎椎体間固定術（PLIF）

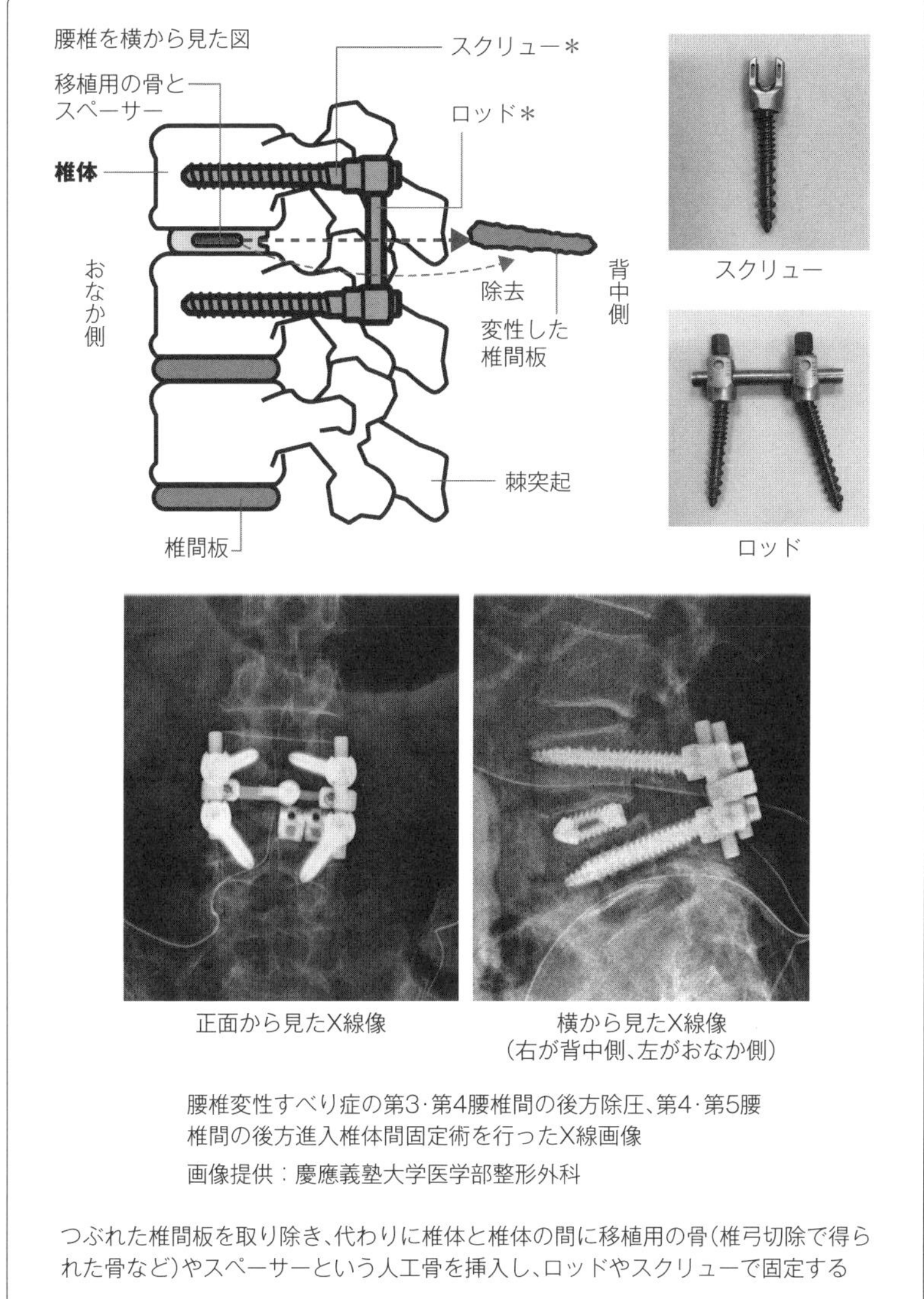


正面から見たX線像

横から見たX線像
（右が背中側、左がおなか側）

腰椎変性すべり症の第3･第4腰椎間の後方除圧、第4･第5腰椎間の後方進入椎体間固定術を行ったX線画像

画像提供：慶應義塾大学医学部整形外科

つぶれた椎間板を取り除き、代わりに椎体と椎体の間に移植用の骨（椎弓切除で得られた骨など）やスペーサーという人工骨を挿入し、ロッドやスクリューで固定する

＊**スクリュー** — 脊椎固定術では椎弓根という脊椎の後方部分と前方部分をつなぐ部位にスクリューを挿入する。挿入されたスクリューをロッドで連結して、椎体間を固定する。
＊**ロッド** — 脊柱固定術などで使われる背骨を固定するための金属の棒のこと。

腰椎すべり症とは、椎骨が前方や後方、側方にずれた状態のことで、加齢が原因の腰椎変性すべり症と、発育期の激しい運動などが原因で起こる腰椎分離すべり症があります。どちらも腰椎が不安定になっています。そのため、神経の圧迫を取り除いただけでは腰椎がより不安定になって、症状が再発してしまうことがあり、原因となっているすべった椎体と椎体間を固定する手術が必要になる場合があります。

**●腰部脊柱管狭窄症の固定術（77ページ参照）**

腰部脊柱管狭窄症に対する固定術はいくつかの種類があります。一般的なのは、背中を切開して、背骨の後ろ側から患部にアプローチする「後方経路腰椎椎体間固定術（ＰＬＩＦ（プリフ））」、あるいはより外側からアプローチする「経椎間孔的腰椎椎体間固定術（ＴＬＩＦ（ティーリフ））」です。つぶれた椎間板を取り除き、代わりに椎体と椎体の間に移植用の骨（椎弓切除で得られた骨など）とチタンや特殊なプラスチックで作られた人工骨（スペーサー）を挿入し、ロッドやスクリューで固定します（77ページ参照）。従来の方法は背中の中央から進入して背骨から筋肉をはがしてスクリューを設置していました。この方法では筋肉の損傷程度が大きくなり、術後の痛みや離床までの時間や入院期間が長くなります。そこで慶應義塾大学病院では低侵襲PLIF/TLIF(MIS-PLIF/TLIF)を行っています。

この方法は、背中の中央から筋肉をはがさず、少し外側から筋肉の間を通してスク

## ■ 深掘り⑲ 側方経路腰椎椎体間固定術「XLIF」(エックスリフ)

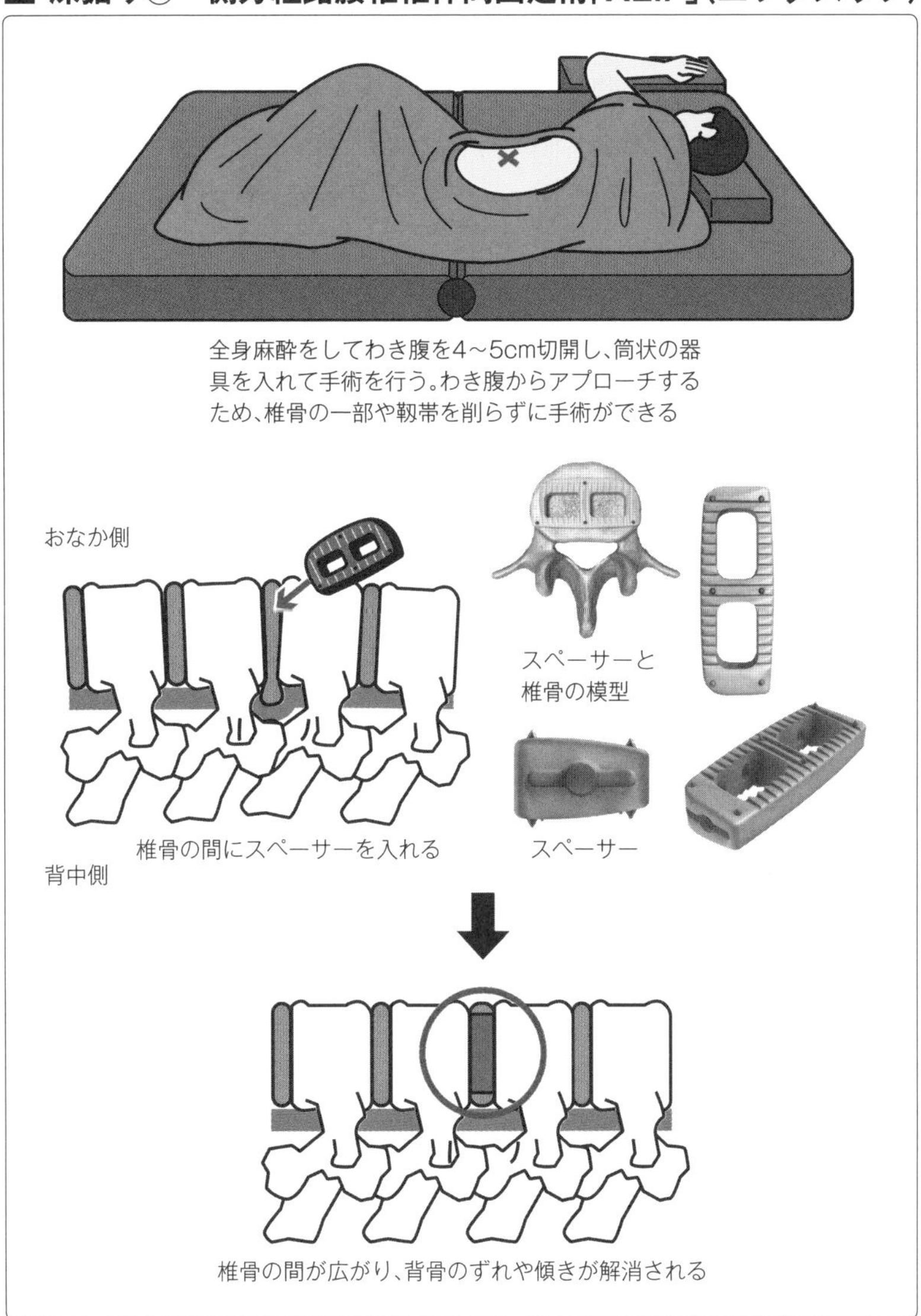

リューを設置したり、場合によっては皮膚を小さく切開して、そこから直接、X線透視下でスクリューを設置することもあります。

より低侵襲な方法としては、わき腹を4～5cm程度切開して側方から患部にアプローチする「側方経路腰椎椎体間固定術」＊があります。代表的な方法が「XLIF（エックスリフ）」（79ページ参照）と「OLIF（オーリフ）」と呼ばれる方法です。切開したわき腹から、専用に開発された手術器具を腰椎のところまで到達させます。そして、つぶれた椎間板を取り除き、代わりに移植用の骨と大きなスペーサーを設置してすべりや変形を矯正し、神経の圧迫をゆるめます。

体への負担をより少なくした方法ですが、背骨と骨盤・太ももの骨をつなぐ大腰筋の中にある運動神経や感覚神経を傷つけるリスクがあります。XLIFあるいはOLIFは所定の研修を受けた医師でないと手術できません。全国でも限られた医師と医療機関でのみ実施されています。慶應義塾大学病院では主にXLIFを行っています。

## 背骨周囲の筋肉を傷めない手術法——腰椎棘突起縦割式後方除圧術（縦割術）

腰部脊柱管狭窄症に対する後方除圧術は、脊椎外科医が最も多く行う手術手技のひとつで、その術後成績も良好です。しかしながら、一部の患者さんで、手術中に背

＊**側方経路腰椎椎体間固定術** — 側方から患部にアプローチする。代表的な方法は、XLIF（腹筋を切開して進入）、OLIF（筋膜間を割いて進入）。

## ■ 深掘り⑳ 腰椎棘突起縦割式後方除圧術（縦割術）の手法

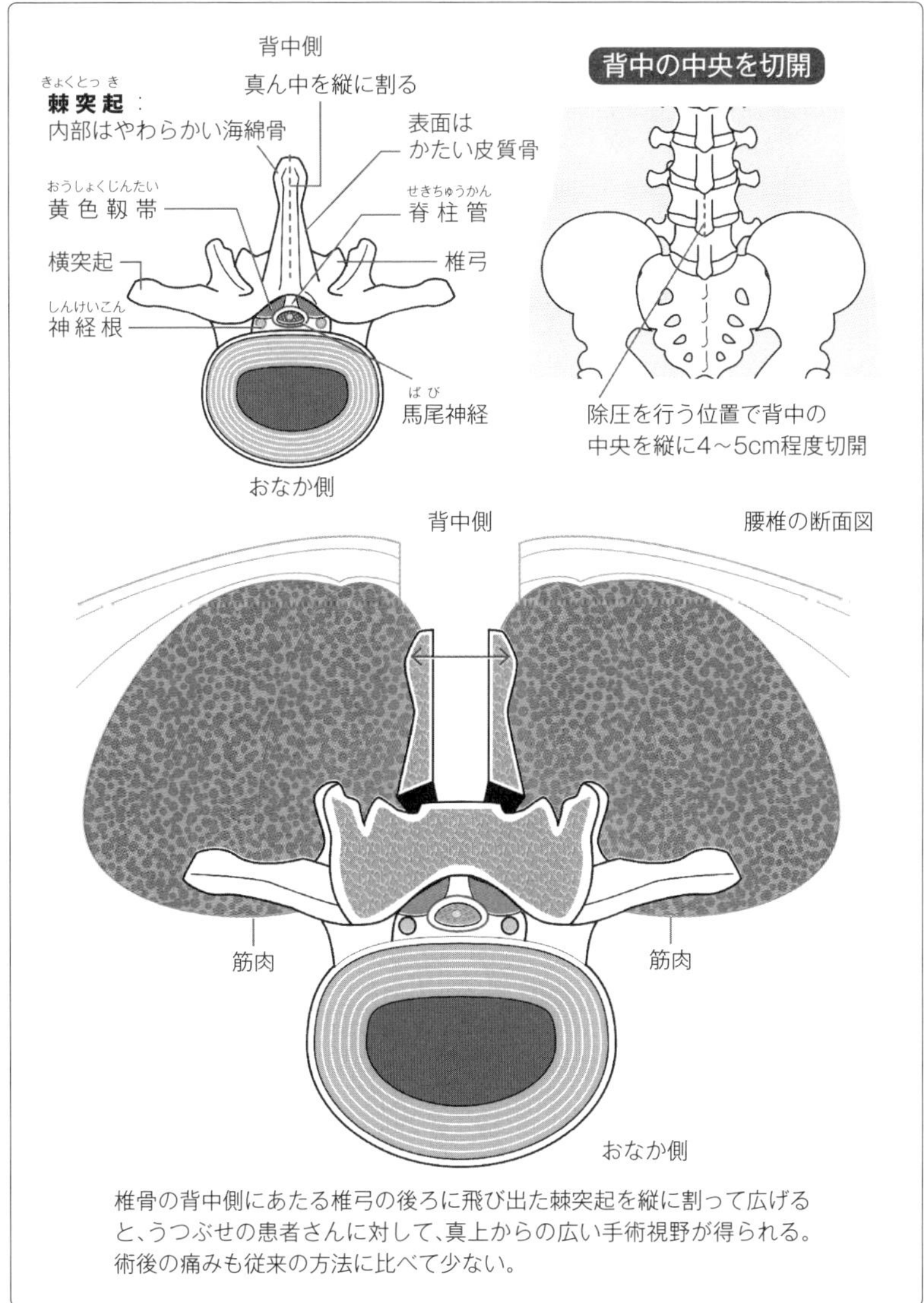


椎骨の背中側にあたる椎弓の後ろに飛び出た棘突起を縦に割って広げると、うつぶせの患者さんに対して、真上からの広い手術視野が得られる。術後の痛みも従来の方法に比べて少ない。

中の筋肉を脊椎からはがすことで筋肉が傷ついてしまい、背筋力が低下したり、腰痛が残ったりすることがあります。

また、棘突起や背骨の靱帯など背骨を支える組織を傷めてしまうことで、術後に背骨が曲がってしまったり、不安定になってしまったりすることもあります。そこで、慶應義塾大学病院ではこれらの組織を温存することを目的に「腰椎棘突起縦割式後方除圧術」（縦割術）（81ページ参照）を施行しています。

棘突起というのは、椎骨の後ろのほう（背中側）に出っ張った部分で、背中の中央を触れば自分でも確認できます。この手術法では、棘突起を縦に割って左右に広げ、真上からの視野を確保したうえで、手術を進めることができます。

棘突起を縦割りするというと驚かれるかもしれませんが、実は簡単です。骨には皮質骨と呼ばれるかたい部分と、海綿骨と呼ばれるやわらかい部分がありますが、棘突起の場合、かたい皮質骨は表面だけで、中身はやわらかい海綿骨です。このため、海綿骨に金属のヘラやノミを押し込むようにするだけで簡単に割ることができます。

**●この治療法の利点は？**

①棘突起を縦割りして左右に広げるため、真上からの良好な視野を得られる

②棘突起に付着する筋肉や靱帯をはがさずに棘突起を縦割りするため、筋肉の損傷が最小限に抑えられる。筋肉に分布する神経や血管の損傷も回避できる

## ■ 深掘り㉑ 縦割術のCT画像

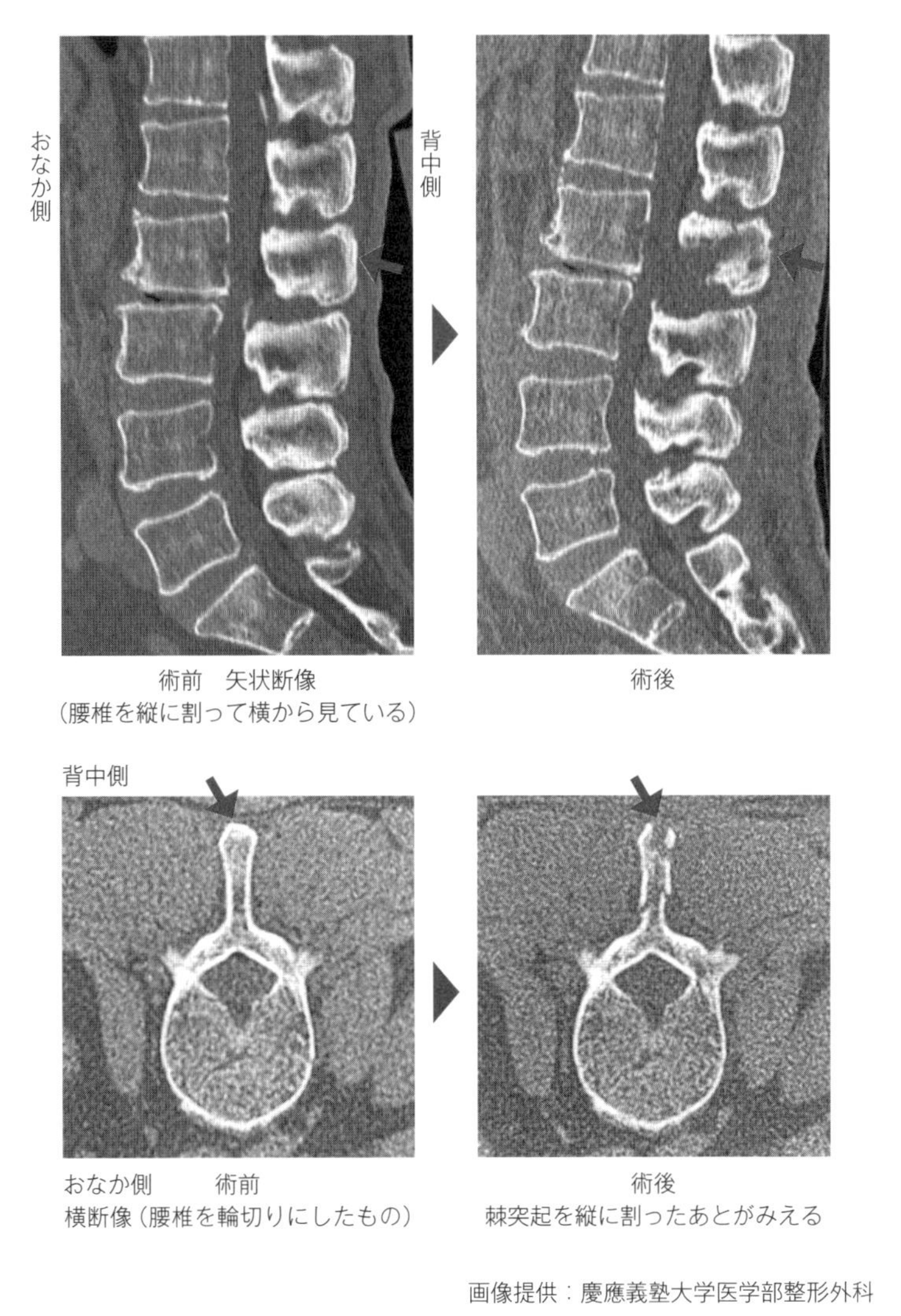


術前 矢状断像
（腰椎を縦に割って横から見ている）

術後

術前
横断像（腰椎を輪切りにしたもの）

術後
棘突起を縦に割ったあとがみえる

画像提供：慶應義塾大学医学部整形外科

③術後の痛みも従来の方法に比べて少ない

腰部脊柱管狭窄症の手術は、慶應義塾大学病院では原則として手術用ルーペ（治療中の視力を高める拡大装置）を用いた「腰椎棘突起縦割式後方除圧術」を行っています。低侵襲手術としては、手術用顕微鏡や内視鏡を用いて後方からアプローチする方法もあります。慶應義塾大学病院で適応を選んで行うこともありますが、腰椎棘突起縦割式後方除圧術では真上からアプローチすることで視野がよくなり、患者さんにとってだけでなく、手術する医師にとっても簡便で安全な方法となります。

手術時間は1か所の除圧の場合、約40分と短い時間で終了するので、患者さんの負担もそれだけ少なくなります。

## ■ 深掘り㉒　縦割術の手法

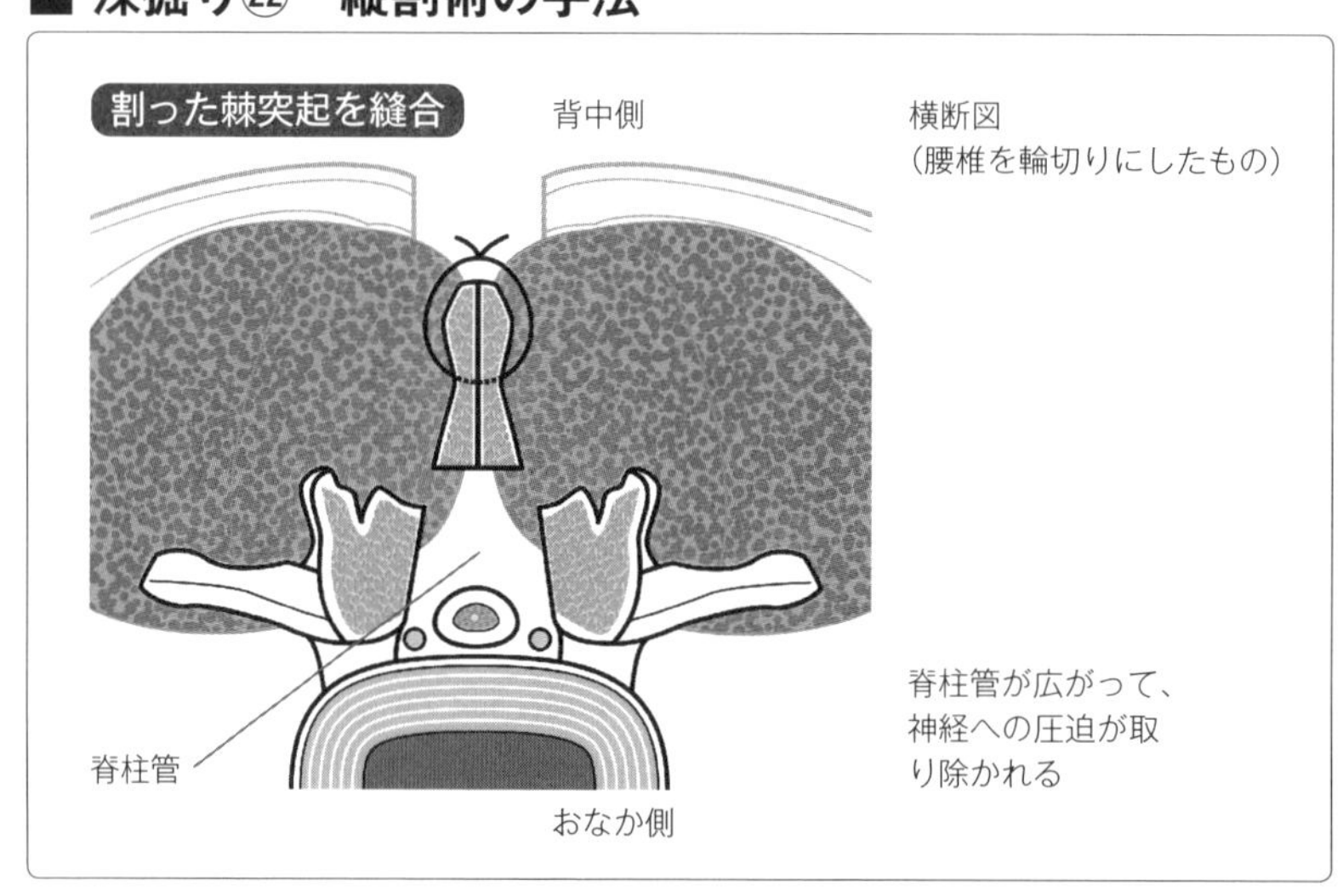

## ■ 深掘り㉓ 縦割術の流れ

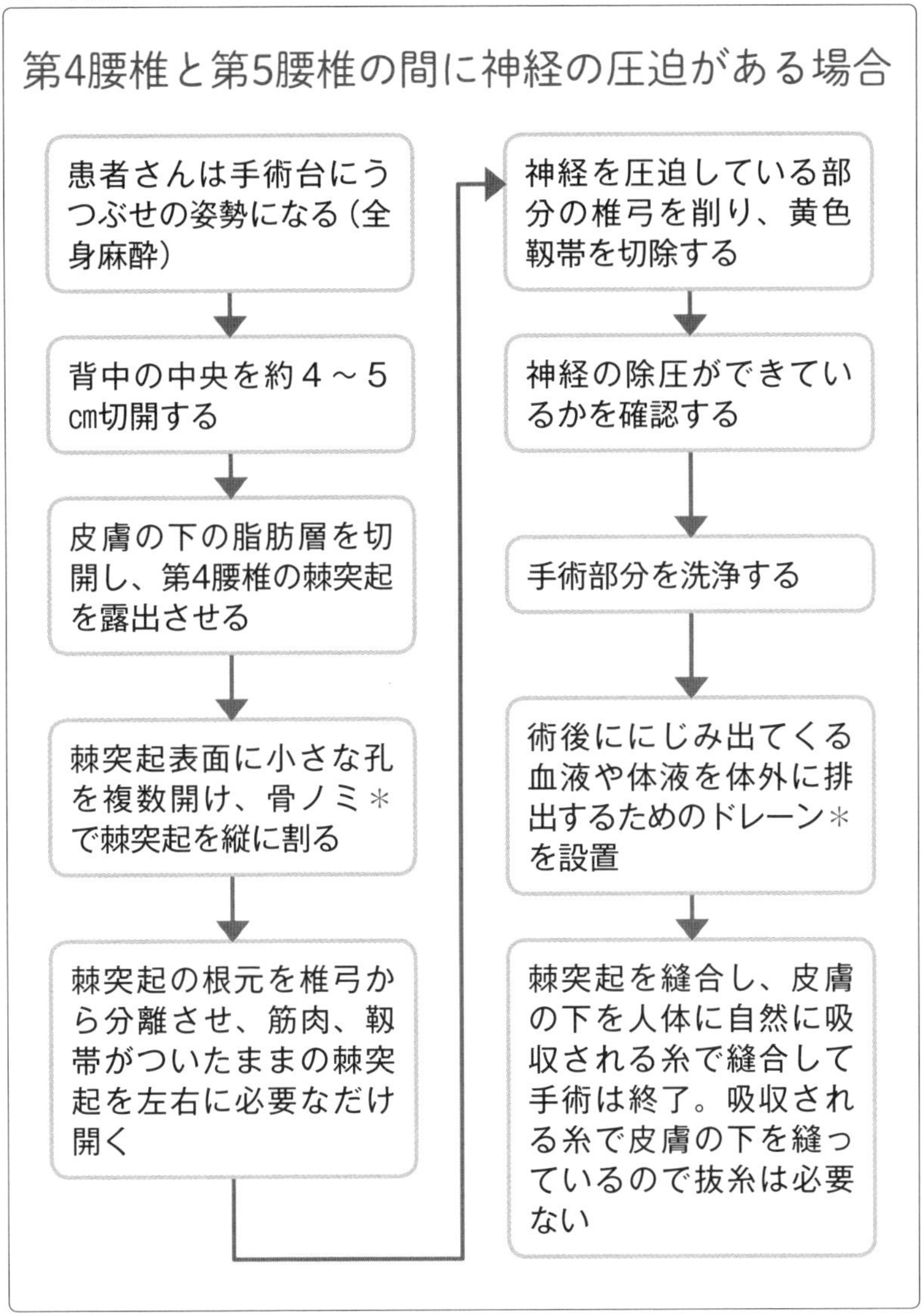

第4腰椎と第5腰椎の間に神経の圧迫がある場合

患者さんは手術台にうつぶせの姿勢になる（全身麻酔）

↓

背中の中央を約4～5㎝切開する

↓

皮膚の下の脂肪層を切開し、第4腰椎の棘突起を露出させる

↓

棘突起表面に小さな孔を複数開け、骨ノミ＊で棘突起を縦に割る

↓

棘突起の根元を椎弓から分離させ、筋肉、靱帯がついたままの棘突起を左右に必要なだけ開く

→

神経を圧迫している部分の椎弓を削り、黄色靱帯を切除する

↓

神経の除圧ができているかを確認する

↓

手術部分を洗浄する

↓

術後ににじみ出てくる血液や体液を体外に排出するためのドレーン＊を設置

↓

棘突起を縫合し、皮膚の下を人体に自然に吸収される糸で縫合して手術は終了。吸収される糸で皮膚の下を縫っているので抜糸は必要ない

＊骨ノミ — 骨の採取や切除の際に使用される手術用のノミ。
＊ドレーン — 体内に貯留した血液滲出液を体外に排出する管のこと。ドレーンを使用した医療行為をドレナージという。

# 術前・術後に行われることは？

## ●入院についての説明

手術が決まったら、慶應義塾大学病院では外来の担当看護師から入院についての説明（オリエンテーション）があります。

手術前には、患者さんが手術に耐えられる状況かどうかを確認する必要があります。そのため、手術前には外来で、血液検査や尿検査、肺機能検査、心電図検査などが実施されます。もし異常が見つかればさらに詳細な検査が行われ、手術ができるかどうかが検討されます。必要に応じて内科などに依頼して、手術の可否、手術前後の注意点などについて評価をしてもらいます。ここで問題が生じたときは、手術は延期されることもあります。

重度の糖尿病、循環器疾患、呼吸器疾患などがある患者さんでは手術前に慎重な評価と、必要であれば治療が行われます。また最近、抗凝固薬（血液をさらさらにする薬）を服用している人が増えていますが、術前に服用している薬ごとに定められている休薬期間に従い、薬を中止し手術に臨みます。手術中や術後の出血を防止するためです。

担当医からは手術の必要性、手術の方法、手術のリスク、想定される手術の結果、術後の経過などについての詳細な説明があり、また、担当看護師からも医師の話を理

## ■ 深掘り㉔　入院から退院までのスケジュール

| | |
|---|---|
| 入院 多くの場合翌日が手術 | ・必要な検査の大部分を事前の外来ですませるが、追加の検査があればそれを行う<br>・担当の医師・看護師などから入院治療の計画に関する説明<br>・手術後のベッド上での飲食、排泄、動きなどの練習<br>・手術前日は21時以降飲食禁止 |
| 手術当日 | ・点滴開始（翌日まで）<br>・手術室に入る。麻酔開始<br>・排尿のための管を入れる<br>・手術<br>・異常がないことを確認して病室へ戻る<br>・ベッドの上で安静に過ごす<br>・血栓予防のためのフットポンプ（足や下半身を圧迫して静脈血の戻りを助ける器具）を装着する<br>・痛み止め使用 |
| 術後1日目 | ・術後1日目から歩行可能。歩行器を利用するなどしてトイレなどに行くことができる<br>・腸が動けば（おならが出たら）おかゆから食事開始<br>・抗菌薬点滴 |
| 術後2～6日目 | ・フットポンプ終了<br>・食事は普通食に<br>・尿の管を抜く。トイレでの排尿・排便可<br>・術後2日目に血液の排出状況を確認し、問題なければドレーンを抜く<br>・術後３～４日目には手術創をテープで保護して、シャワーを浴びることができる |
| 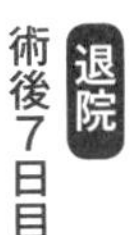 術後7日目 | ・術後1週間で手術創や全身の状態に問題なければ退院可能<br>・自然に吸収される糸で皮膚の下を縫っているので抜糸は必要ない<br>・次回外来予約 |

解して、納得できたかの確認があります。麻酔科からも全身麻酔についての詳細な説明があります。

●手術後のベッド上のリハビリ

手術の後は、ベッドの上でできることからリハビリを始めます。

肺機能を回復させるために深呼吸をする、血栓予防のために足首の曲げ伸ばしや脚の上げ下げ、寝返りなどを行います。肺炎などの感染症、下半身の静脈に血栓ができる深部静脈血栓症、筋力低下など、安静によって生じるさまざまな問題を防ぐことが目的です。

通常、術後1日からベッドを離れ、歩行器を利用するなどしてトイレなどに行けるようになります。術後の痛みは2～3日続くこともありますが、鎮痛薬で痛みをコントロールしながら積極的に動いたほうが全身の回復が早まります。その後は病院のリハビリルームや院内の廊下などの安全な場所で歩く練習をして、術後3日～1週間で歩行器なしでも歩けるようになります。

## 手術後のリハビリの役割と目的

腰部脊柱管狭窄症の手術後は、患部の動きや低下した筋力を回復させるためにリハビリが必要です。

私たちの体は、動かさないでいる状態が長く続くと、手足の筋肉が衰える、関節がかたくなる、体力が落ちるといった身体機

## ■ 深掘り㉕ 回復を早めるためにも積極的に動こう

・ベッドの上から始まる術後のリハビリ

**術後 1～2日目**

寝返りを打つ、足首の曲げ伸ばし、
脚の上げ下げ、深呼吸をする

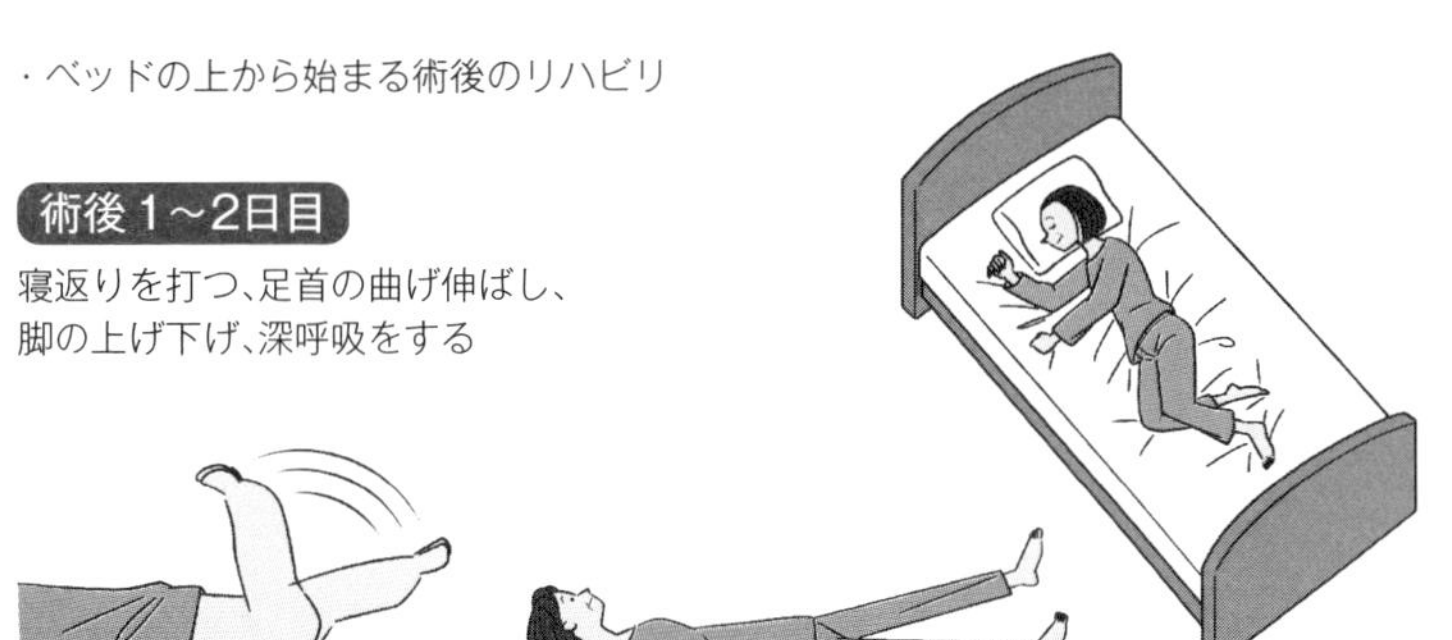

歩行器を使って歩行練習
歩行器を利用するなどしてトイレ
などに行くことができる

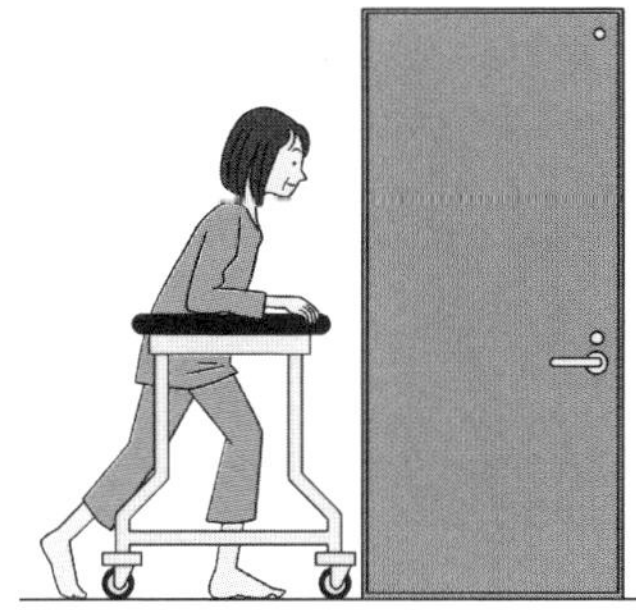

**術後 3～7日目**

歩行器を使わずに歩けるようになる

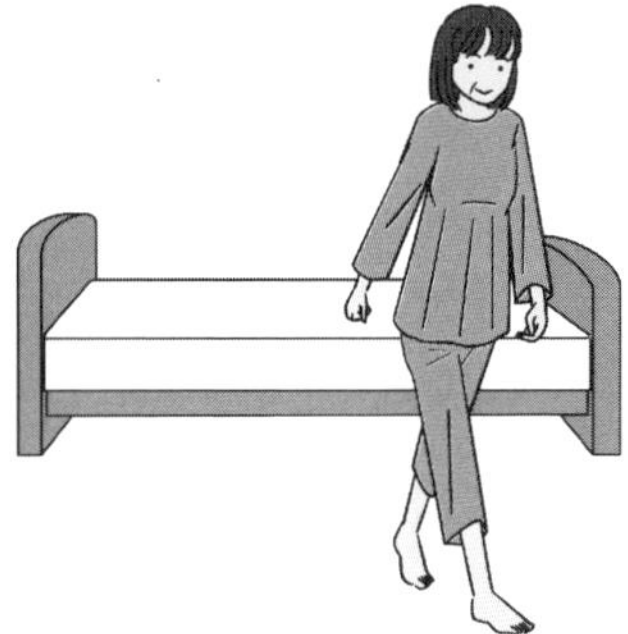

能の低下がすぐに起こってしまいます。したがって、早い時期から適切なリハビリを行い、機能低下を予防することが大切になります。

腰部脊柱管狭窄症の場合、リハビリの目的は体幹や下半身の筋力強化と歩行機能の改善です。ベッドから起き上がれるようになったら、病院のリハビリルームや院内の廊下など安全な場所で、歩行器を利用しての歩行練習を始めます。最初は理学療法士や看護師が付き添いますが、歩行が安定してきたら歩行器を使っての自立歩行になります。

階段の上り下りなど日常生活の動作が支障なくできるようになったら退院となります。通常は術後1週間で退院できます。

## 退院後に注意すること

退院後は、手術前の日常生活にできるだけすみやかに戻るように心がけます。「手術をしたのだから」と自宅でいつまでも安静にしていたら、筋力はどんどん衰えてしまいます。特に患者さんが高齢だと、家族は「無理しないように」などと過度に心配して、「あれをしてはダメ、これもしてはダメ」となりがちですが、それはかえって逆効果になります。普段どおりの日常生活を1日も早く取り戻すためには、自分でできることは自分でする、脚の筋力を鍛えるためになるべく歩くようにすることなどを

## ■ 深掘り㉖　当面避けたい動作

無理は禁物。腰に負担をかけるような動作や姿勢は当面避ける

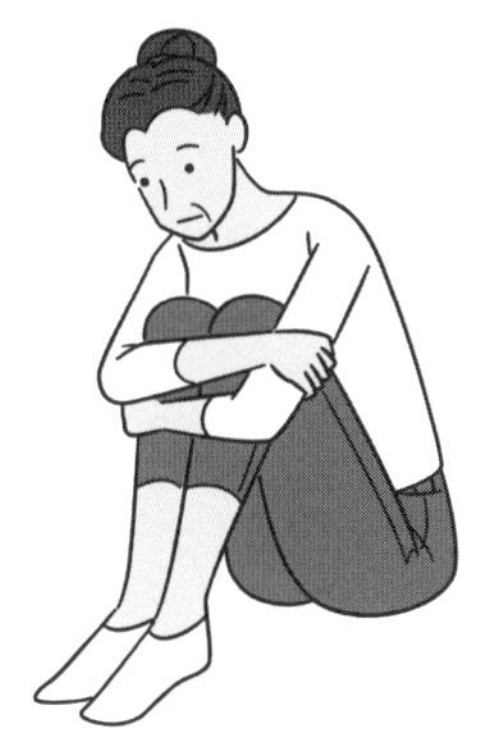

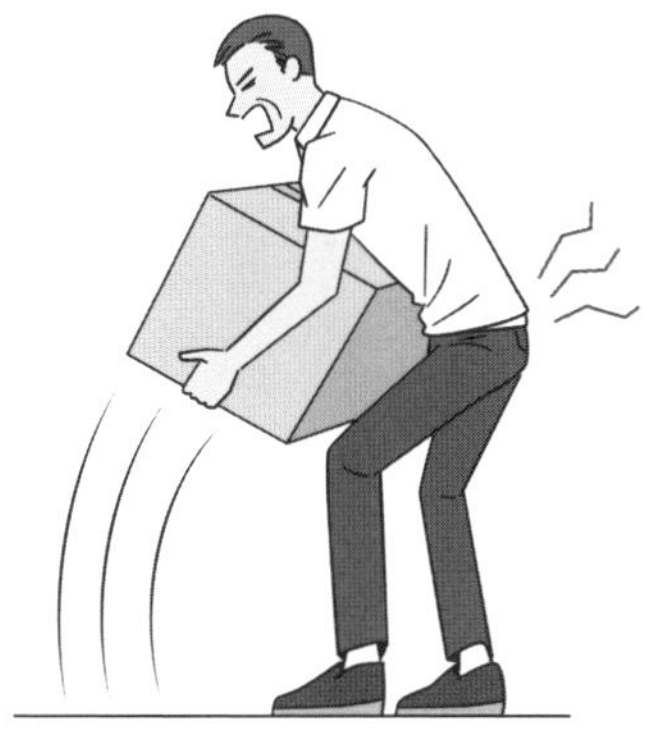

× 長時間、同じ姿勢でいる（立ちっぱなし、座りっぱなしなど）

× 重い物を持ち上げる

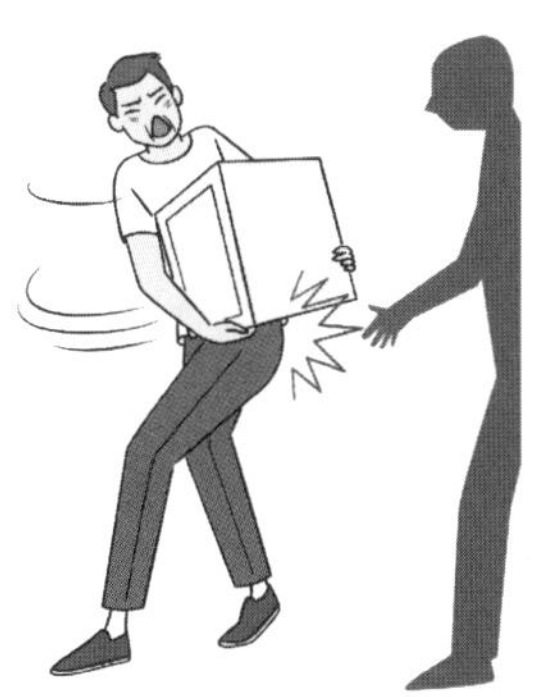

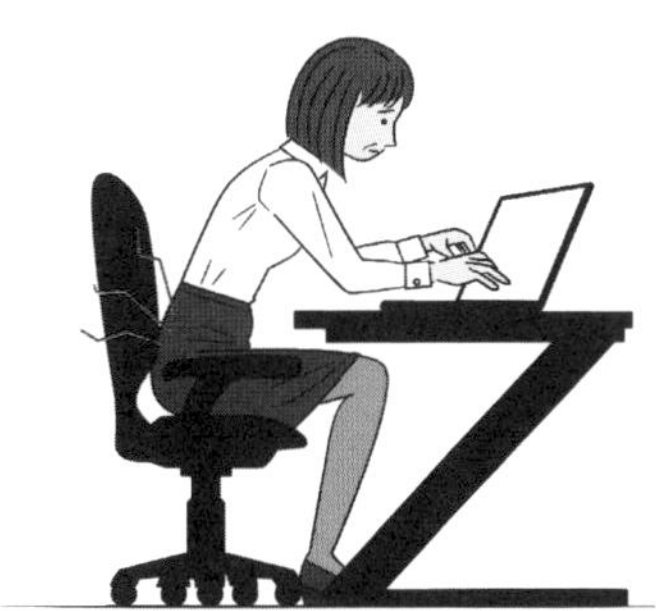

× 重い物を持ったまま腰をひねる

× 長時間のデスクワークや車の運転

心がけてください。

**●症状に応じたリハビリを**

腰に負担をかけるような動作や姿勢は当面避けながら（91ページ参照）、退院後も症状に応じたリハビリを続けることが大事です。運動療法として、歩くことや、腰に負担がかからない程度の腹筋運動から始めるとよいでしょう。手術部位の痛みが治まってきたら背筋運動も加えます。

どんな運動をしたらよいかは担当医や理学療法士に相談するとよいでしょう。

**●手術の効果と限界を知っておこう**

安全性が格段に向上したとはいえ、手術には一定のリスクを伴います。まれにではありますが、後遺症が残ることがあります。

また、完全に症状がなくなるわけではありません。一般に、腰部脊柱管狭窄症の手術では痛みは比較的取れやすいといえます。間欠跛行（かんけつはこう）も多くの場合改善します。

その一方で、脚のしびれは手術後も残ることがあります。すでに神経などの変性（へんせい）が進んでしまってから手術で圧迫を取り除いても、神経が元のように戻ることはないからです。症状が出てから手術まで長い期間を経過した人では、手術後も症状が残りやすい傾向があります。

さらに、手術後に別のところに狭窄が生じて再発するケースもあります。再発率は術後10年間で10～20％といわれています。一般に、再発した場合でも手術は可能です。担当医と相談して、治療方針を決めるとよいでしょう。

# 第7章

# 日常生活の注意点

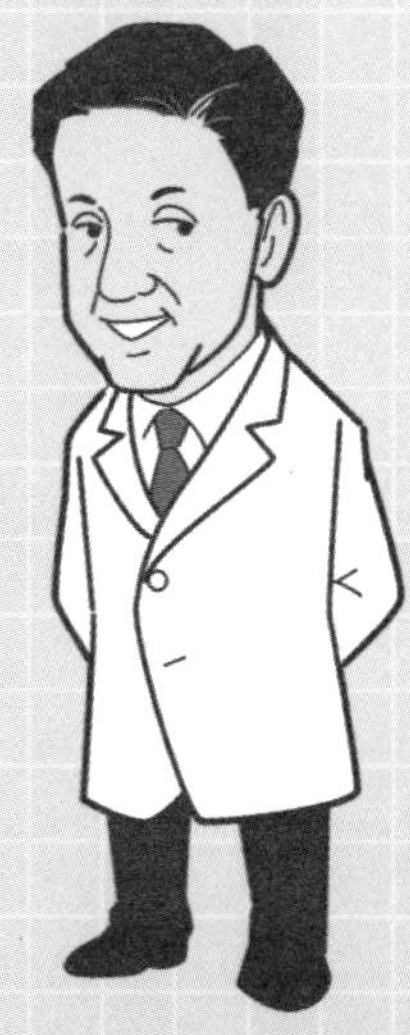

# 安心して暮らすための日常生活の注意点

## ウォーキングなどの適度な運動を習慣に

腰部脊柱管狭窄症は保存療法で痛みやしびれをある程度緩和することは可能ですが、老化によって一度変形・変性した骨や靱帯、椎間板を元の状態に戻すことはできません。そのため、同じ部位でさらに変性・変形が進んで痛みやしびれが悪化したり、別の部位に新たに狭窄が発症したりすることがあります。

手術を受けた場合も同様です。手術で神経の圧迫を取り除いても、また同じ部位あるいは別の部位で神経の圧迫が生じることがあります。また、神経の変性が進んでいると、痛みは取れても、しびれは残ることがあります。

腰や脚にかかる負担を受け止められるような筋力や体力づくりを積極的に行うことが、保存療法の効果を高め、手術後の再発を予防するカギになります。

## ■ 深掘り㉗　歩くことで基本的な運動能力を維持

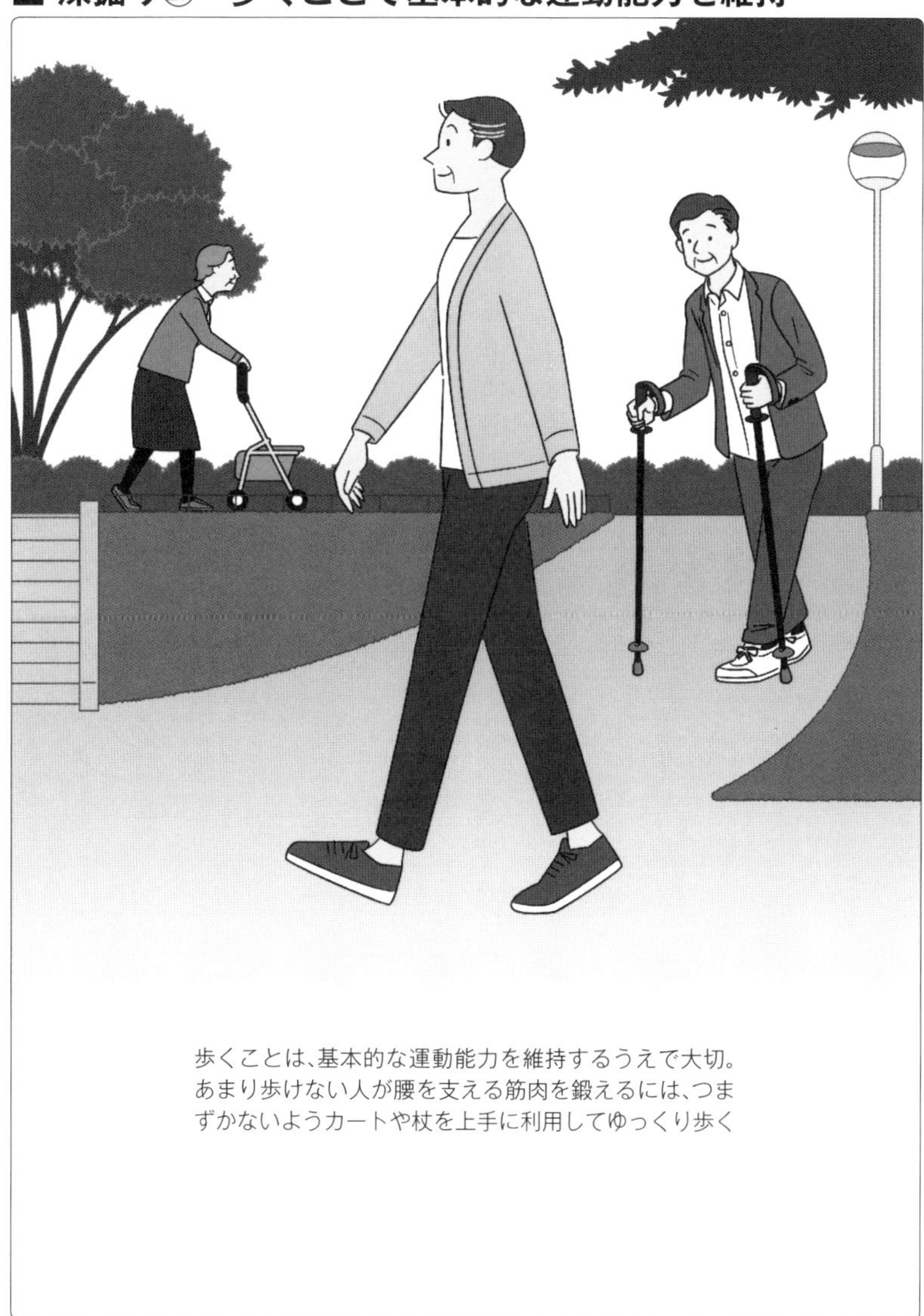

歩くことは、基本的な運動能力を維持するうえで大切。
あまり歩けない人が腰を支える筋肉を鍛えるには、つまずかないようカートや杖を上手に利用してゆっくり歩く

**●杖やカートを上手に活用**

ストレッチや体操、ウオーキングなどの強すぎない運動も、腰部脊柱管狭窄症の患者さんには有効です。適度な運動は背骨を支えている筋肉や靱帯の緊張をやわらげ、痛みやしびれを軽減するだけでなく、腹筋や背筋を強化して腰への負担を軽くします。

保存療法中や手術直後は、体を動かすことに不安があるかもしれませんが、動かさないでいると、どんどん身体機能や筋力が低下していってしまいます。無理のない範囲で、自分ができる運動を習慣化しましょう。家の中でもできる簡単なストレッチを覚えておくとよいでしょう。

ウオーキングも日常に取り入れたい運動のひとつです。歩くことは腰を支える筋肉を鍛えるだけでなく、基本的な運動能力を維持するうえでも大切です。

症状があってあまり歩けないという人は、杖やカートを上手に利用するとよいでしょう。支えがあればゆっくりでも歩くことができるはずです。

## 腰痛体操で症状改善・悪化防止

腰部脊柱管狭窄症の症状改善、悪化の防止に役立つのが「腰痛体操」です（98ページ参照）。腰痛体操は、姿勢不良や体幹(たいかん)＊の拘縮(こうしゅく)(体のこわばりなど)、可動域制限(体を動かせる範囲が小さくなる）などの異常を改善することを目的に行われます。

## ■ 深掘り㉘ 歩行を補助するカートや杖を上手に活用

**シルバーカー**

重心が前方に来るタイプ、後方に来るタイプ、座れるものなどさまざまな種類がある。自分に合ったものを選ぼう

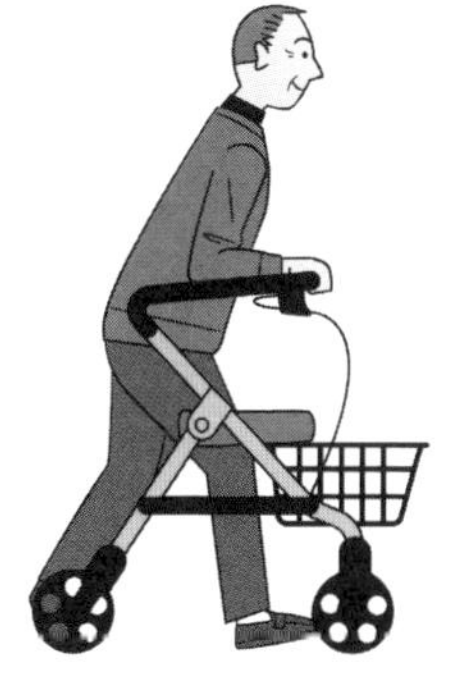

**杖**

杖もさまざまな種類がある。杖の長さや握り手の高さが合ったものを選ぼう

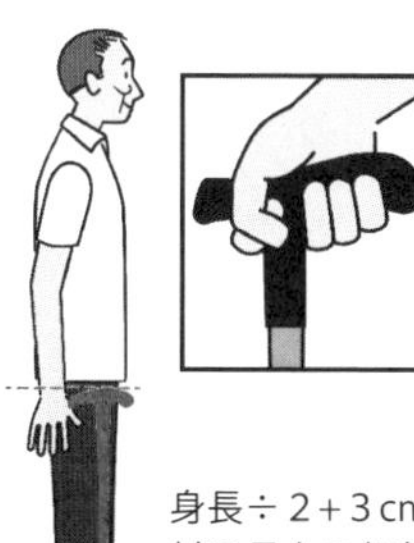


**T字杖：**
持ち手がT字になったタイプで、最もよく使われている

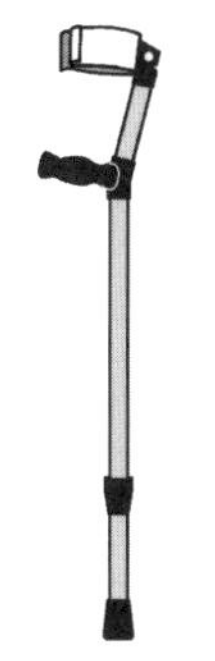

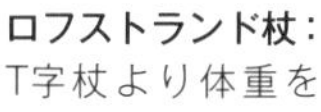

**ロフストランド杖：**
T字杖より体重をかけられる

**カナディアンクラッチ：**
ひじを支えられる

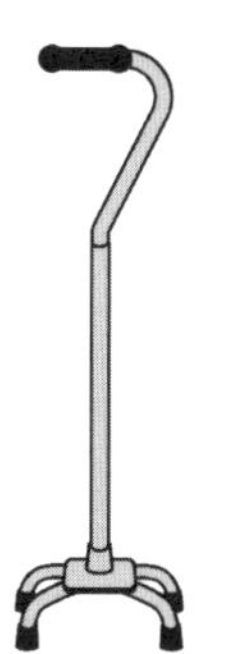

**多点杖：**
より安定した歩行ができる

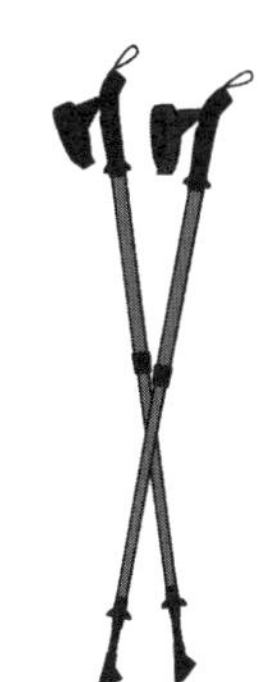

**ノルディックウオーキング用のポール：**
ストラップに手を固定して歩く

＊**体幹** ― 首から上と、腕、脚を除いた、胴体全体のこと。おなかまわりだけでなく、胸や背中、肩まわり、おしりなども含まれる。

## ❶ 腰の動きをよくする運動

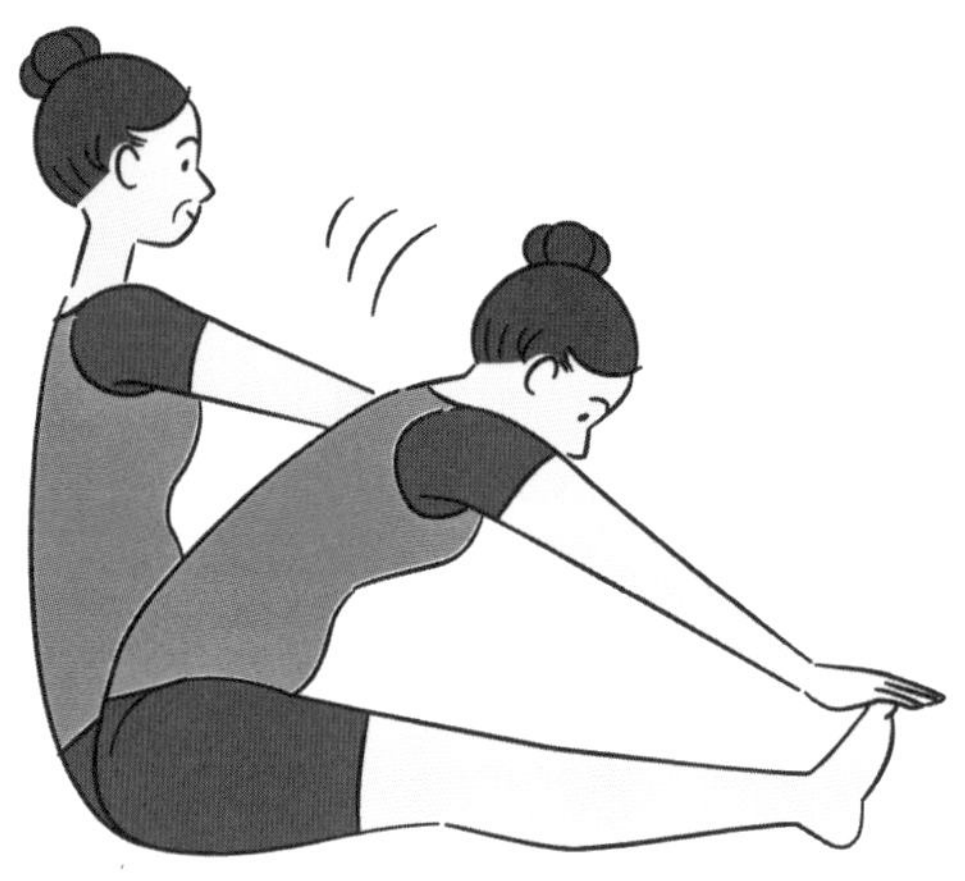

1. 脚を伸ばした状態で、左右を少し開いて座る
2. 息を吐きながらゆっくりと腰を曲げる
3. ５～10秒間その姿勢を保つ

## ❷ 腰の筋肉を伸ばす

1. あお向けに寝て、ひざを軽く曲げる
2. 両手でひざを抱え込み、背中を丸くする
3. 上の動作を10回行う

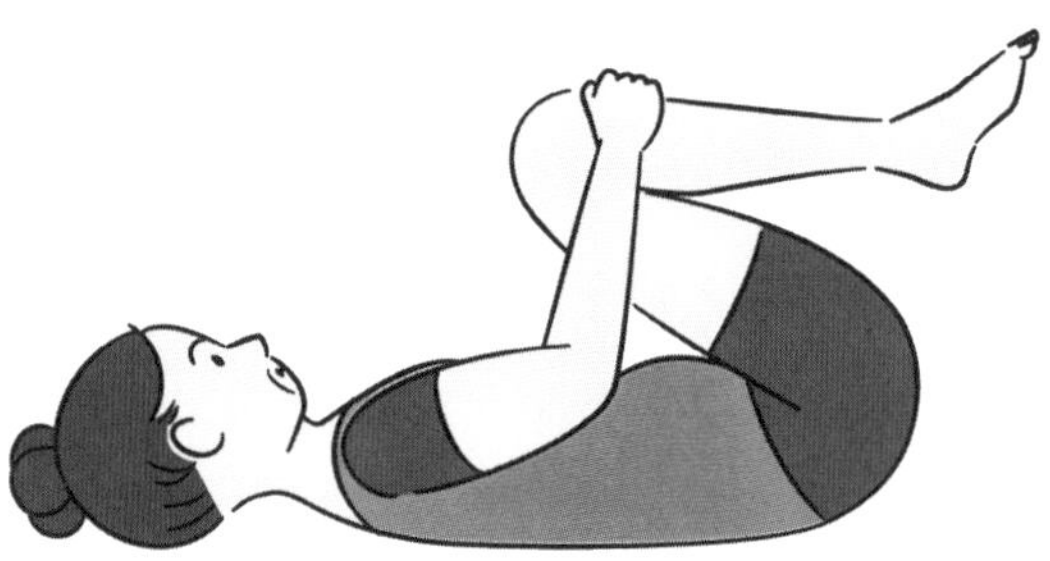

## ■ 深掘り㉙ 腰痛体操（1日朝夕2回行います）

### ❸ 腹筋を強くする

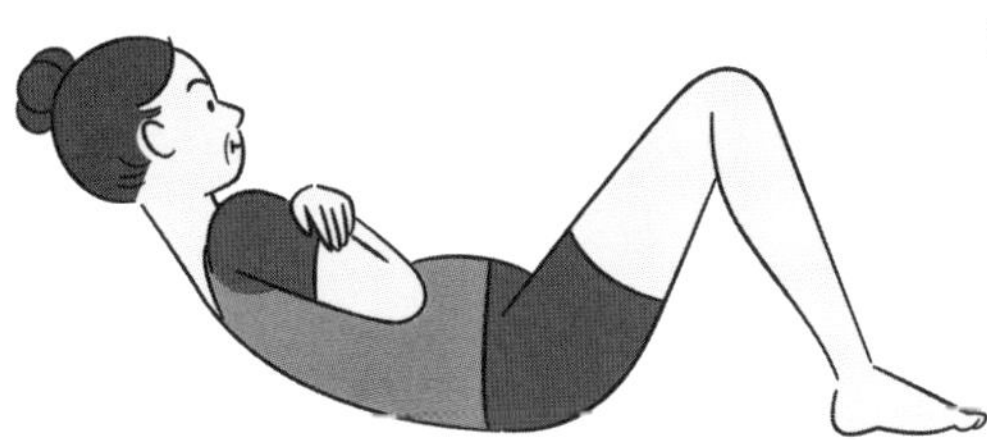

1. あお向けに寝て、ひざを軽く曲げ、腕を胸の上で組む
2. おなかの筋肉に力を入れながら頭を持ち上げ、おへそをのぞき込むようにする
3. 5～10秒間その姿勢を保つ

1日目は5回行う
2日目以降から1回ずつ増やす
6日目に10回行い、以降は10回を維持する

### ❹ 腰背筋力の増強

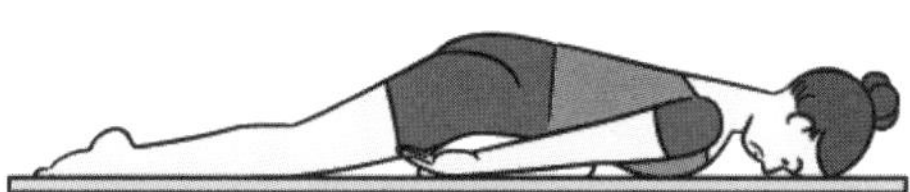

1. 骨盤の下に大きめの枕やクッションを置いて、腰を曲げた状態で寝る
2. 両方の腕を体の横につけて、腰から背中の筋肉に力を入れ、体と床が平行になるぐらいに上半身をゆっくり起こす
3. 5～10秒間その姿勢を保つ

1日目は5回行う
2日目以降から1回ずつ増やす
6日目に10回行い、以降は10回を維持する

これらの症状の主な原因は腹筋・背筋の拘縮や筋力の低下ですから、この部分のストレッチと筋力強化が重点目標になります。

## 痛みをやわらげる生活動作の工夫

腰部脊柱管狭窄症の症状悪化を予防するためには、日常生活における自己管理が欠かせません。

腰に負担をかけるような姿勢や動作をできるだけ避けるようにすることで、痛みのない生活を送ることができます（101〜103ページ参照）。

**●腰を痛めない物の持ち上げ方、持ち方**

床にある物を立ったまま持ち上げようとすると、上体を起こす力に加えて、荷物を持ち上げる力も必要になり、腰には思っている以上の力がかかります。

荷物を持ち上げるときは、上体を倒して腕の力だけで持ち上げようとせず、面倒でもいったんひざを曲げて腰を落としてから、荷物を体の正面で持ち、荷物を体に引きつけたまま、ひざを伸ばしながらゆっくり持ち上げるようにします。

ひざを伸ばしたまま一気に持ち上げようとすると、上体の反動だけを使うので腰への負担が大きくなりますし、荷物を体から離して持ち上げるのも腰を痛める要因となります。

高いところにある物を取るときも注意が必要です。背伸びして取ろうとすると、背

## ■ 深掘り㉚　腰を痛めない物の持ち上げ方

床にある荷物を持ち上げるとき

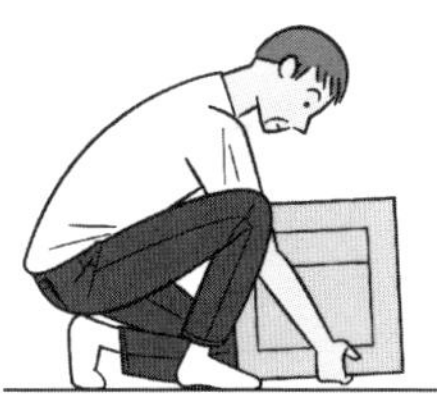

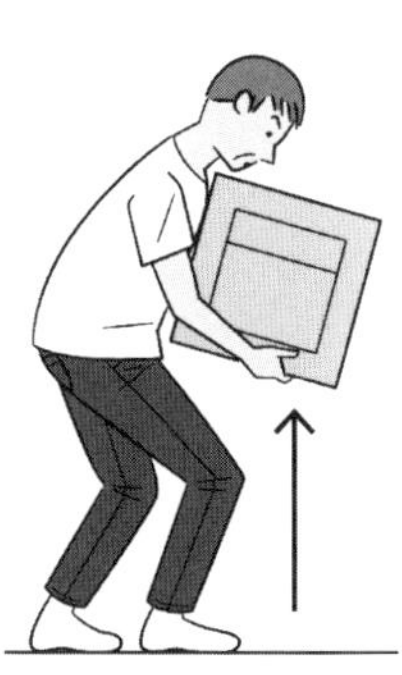

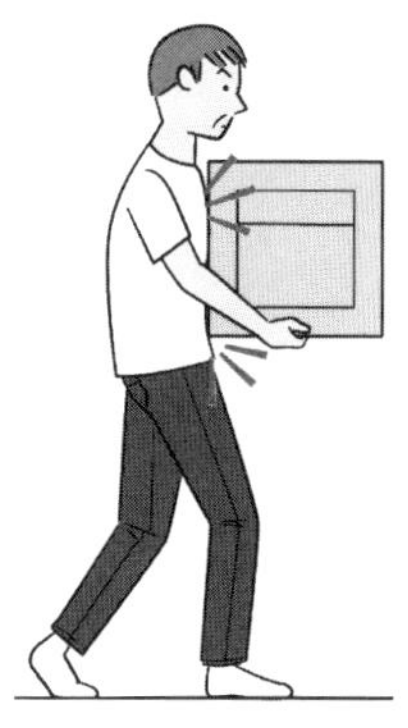

片ひざを立てて荷物に手をかける

片足を前に出し、荷物を体から離さないように持ち上げる

高いところにある荷物を取るとき

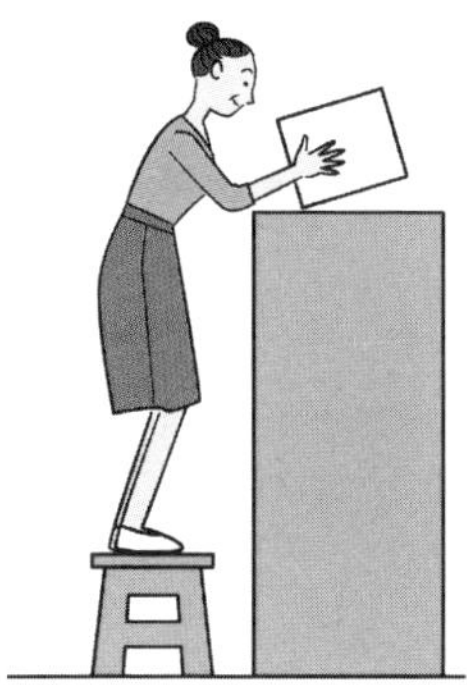

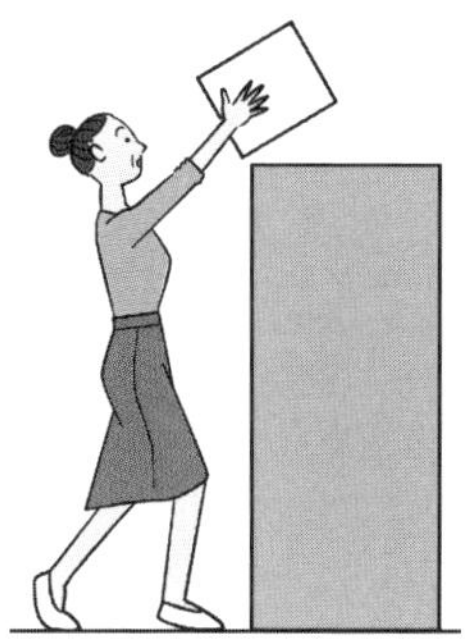

腰が反らないように踏み台を使う

踏み台がないときは、脚を前後に開いて荷物を受け止めるようにする

## 起き上がるとき

まず、ひざ、股関節の順に曲げて横向きになり、次に足を床につけながら体の下側のひじをついて、背中をまっすぐに保ちながら起き上がる

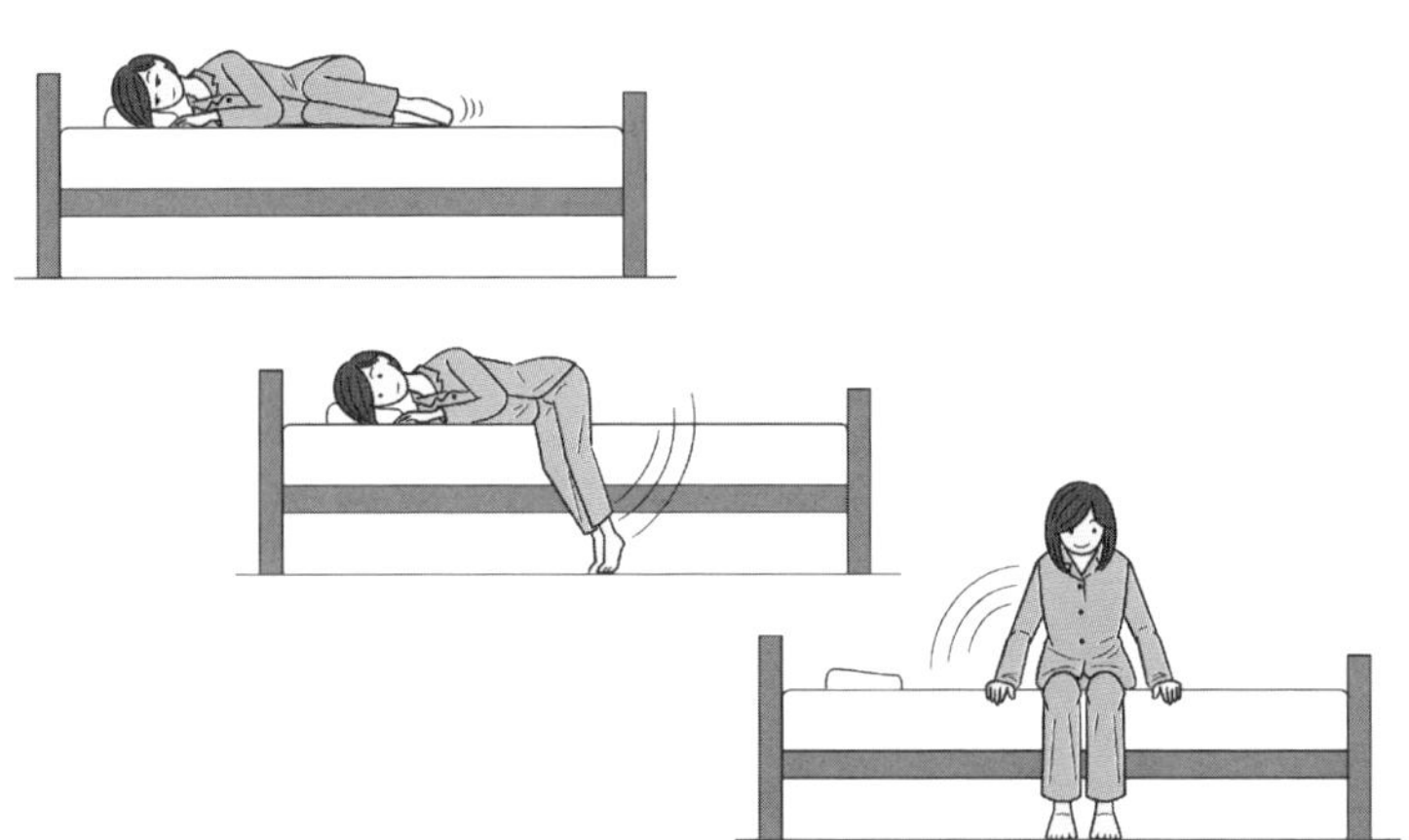

## 寝るとき

かたすぎる、あるいはやわらかすぎるベッドやふとんは避ける。うつぶせ寝はせず、横向きやあお向けになる。横向きのときはひざの間、あお向けではひざ下に枕などを置くと腰の負担が軽くなる

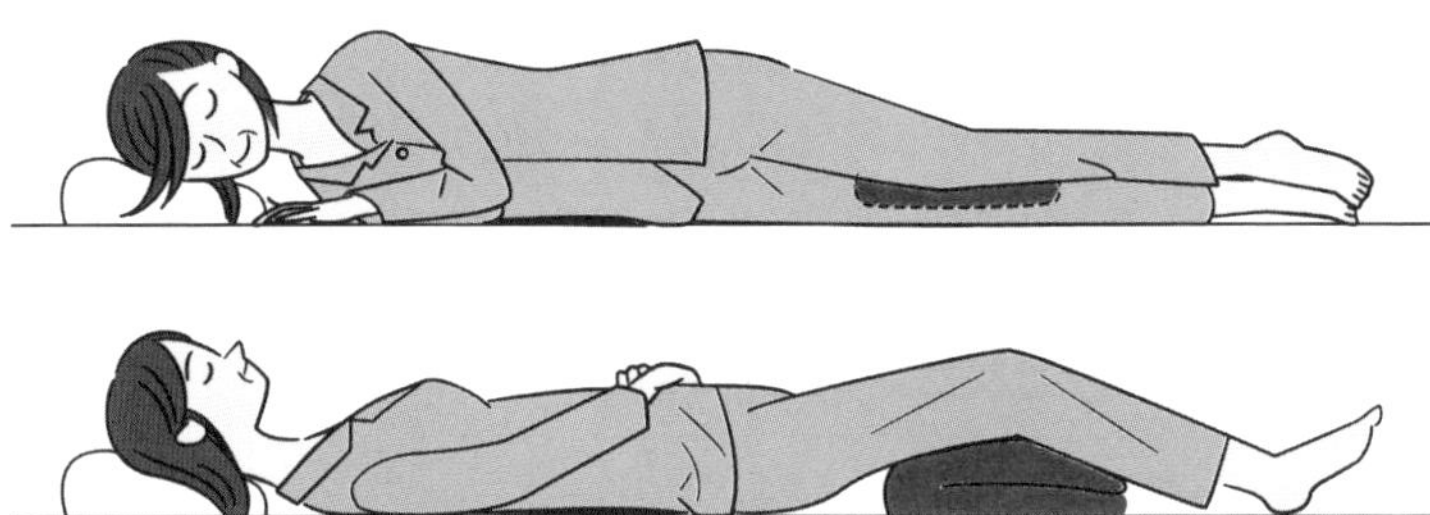

## ■ 深掘り㉛　腰痛を予防する生活動作のポイント

### 座っているとき

ひざと股関節の位置が同じ高さになるように、椅子の高さを台などで調整

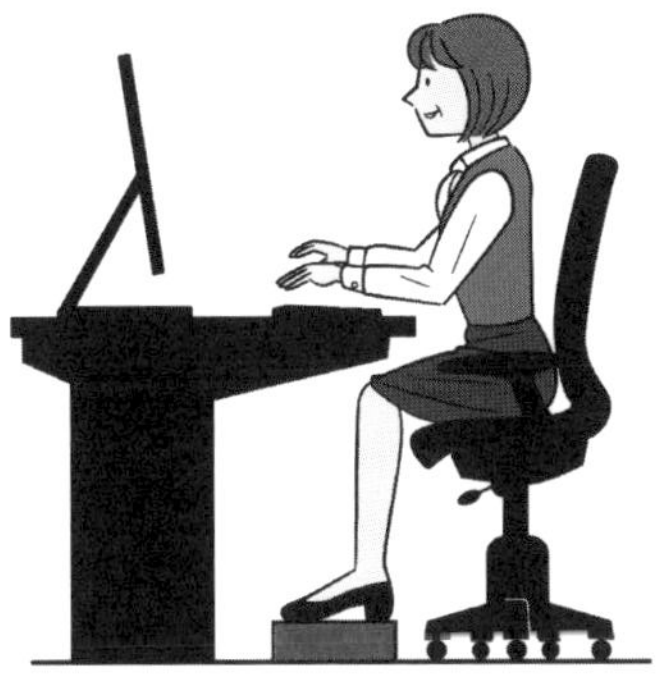

### 椅子から立つとき

片方の足を一歩引いて、背中をまっすぐにしたまま立ち上がる

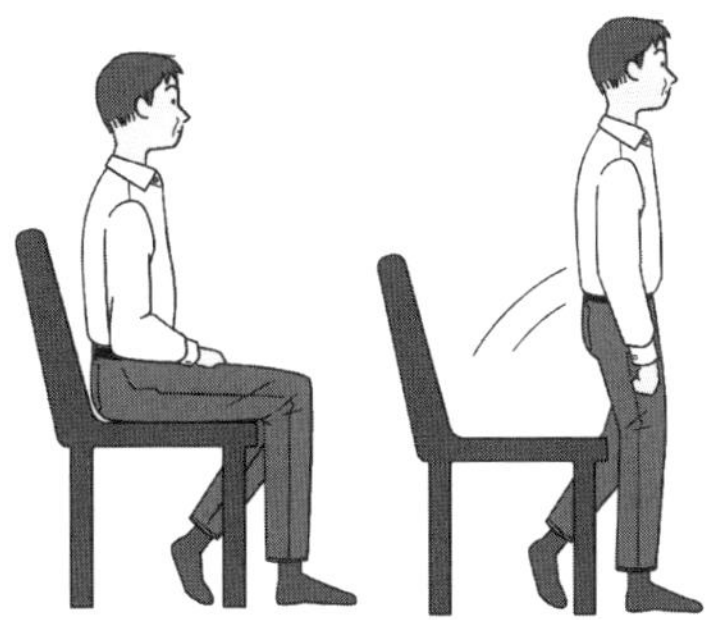

### 立っているとき

両脚をそろえて長時間立つのは避ける。足下に台を置いて、片方ずつ交互に脚をのせ、腰の反り返しを少なくした体勢で立つ。中腰になるときは、背中をまっすぐに伸ばす

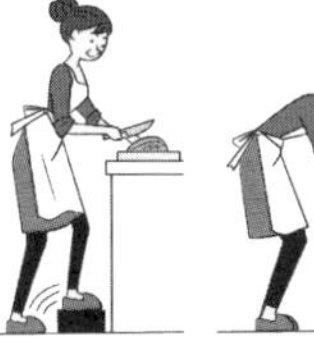

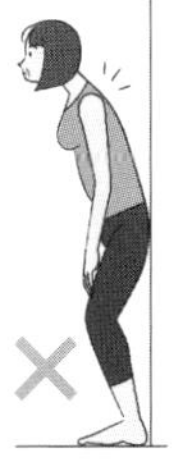

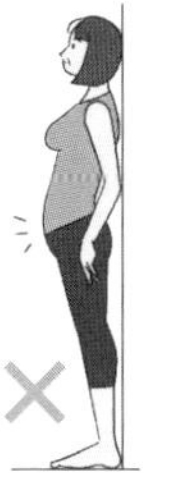

前かがみ、おなかが出て背が反り、腰などに負担をかける立ち方は避ける

### 車の運転

シートをハンドルに近づけて、ひざと股関節の位置を同じ高さにする。背中を伸ばして運転する

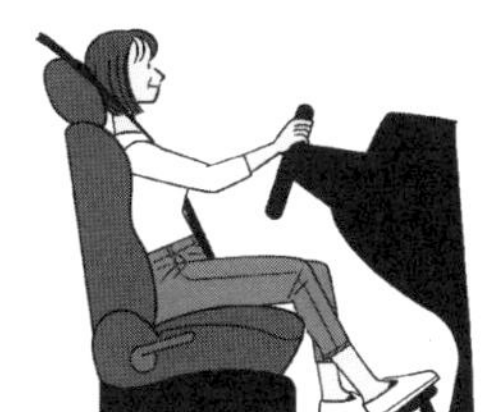

伸びして腰椎が反り返っているところに、荷物の重さが加わるので、腰椎を痛める原因になることがあります。必ず踏み台に乗って作業するようにしましょう。

## 腰への負担が少ない姿勢で就寝

就寝時の姿勢も、腰への負担になってしまうことがあります。

まず避けたいのは「うつぶせ寝」です。うつぶせになると腰の反りが大きくなり、脊柱管（せきちゅうかん）を狭めてしまいます。かためのふとんやマットにあお向けに寝るのも脊柱管が狭くなり、脚のしびれが強くなることがあります。

### ●就寝時の楽な姿勢

腰部脊柱管狭窄症の患者さんで腰への負担が少ないのは、横向きに寝る姿勢ですが、いずれにせよ、自分にいちばん合った姿勢を見つけて、その姿勢で寝るようにするとよいでしょう。横向きの場合は、腰の下や脚の間に、あお向けの場合はひざの下にクッションや座ぶとんを置くと、腰への負担がさらに軽くなる場合もあります。

寝具も慎重に選びましょう。ふとんやマットレスはやわらかすぎても、かたすぎても、腰部脊柱管狭窄症の患者さんの腰にはよくありません。購入時は、背骨の自然なS字状カーブ（11ページ参照）が保てる、適度なかたさの寝具（１０２ページ参照）を実際に試して選ぶようにしましょう。

# 第8章

# 「腰部脊柱管狭窄症」「坐骨神経痛」Q&A

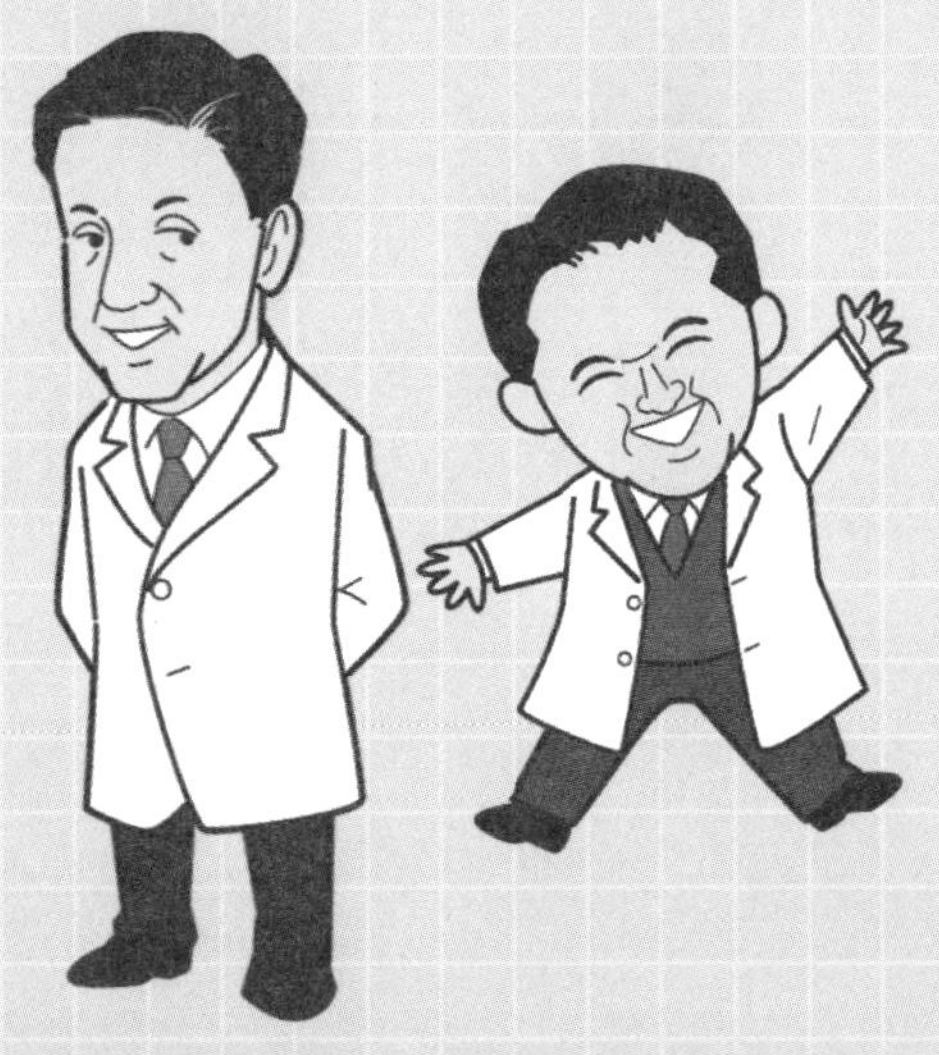

## Q1 坐骨神経痛の原因は何ですか?

**A** 坐骨神経痛というのは、おしりから太もも、すね、ふくらはぎ、足先まで伸びている坐骨神経に沿って、痛みやしびれ、感覚麻痺などがあらわれる症状の総称で、頭痛や腹痛のように痛みを表す言葉のひとつです。腹痛の原因にさまざまな内臓の病気があるように、坐骨神経痛にも原因となる病気があります。坐骨神経痛の原因となる代表的な病気が、腰部脊柱管狭窄症や腰椎椎間板ヘルニアです。

腰部脊柱管狭窄症は、何らかの原因で背骨の中の神経の通り道である脊柱管が狭まる病気で、50歳以上に多く発症します。腰

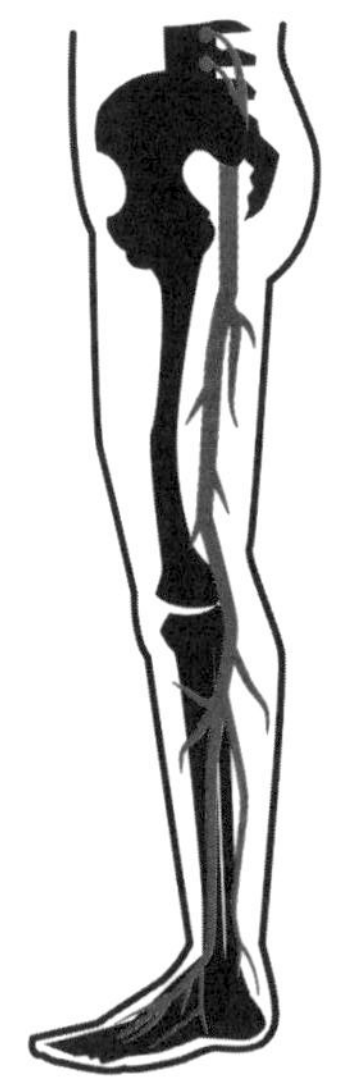

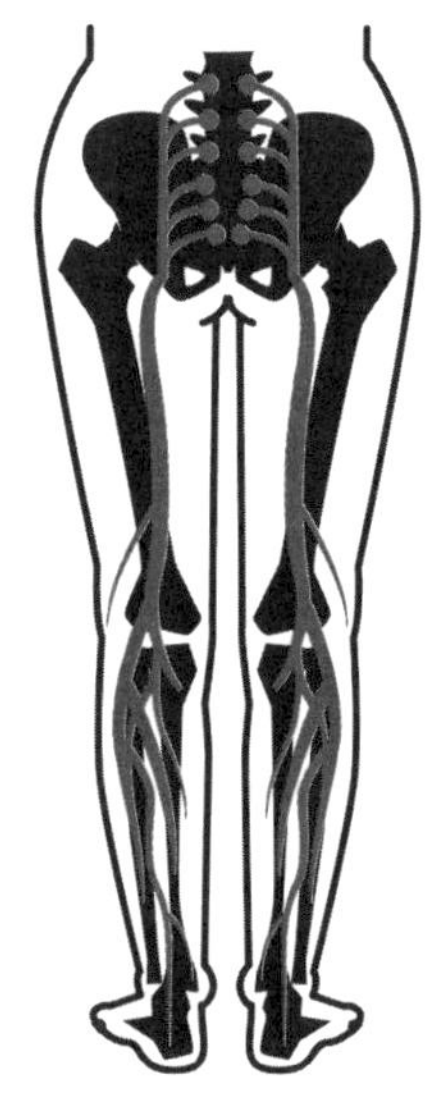

坐骨神経は左の図のように、おしりから足先まで伸びている。坐骨神経痛には痛みだけでなく、しびれや感覚麻痺などさまざまな症状がある

椎椎間板ヘルニアは、椎間板の中の髄核と いう組織が背中側にはみ出す病気で、高齢者にも起こりますが、どちらかというと20～40歳代の比較的若い世代に多くみられます。どちらの病気も「腰部」「腰椎」とついていますから、根本的な原因は、症状が出ているおしりや脚ではなく、腰部にあります。脊柱管や椎間板の異常によって、腰部にある神経が圧迫されたり、刺激されたりすると、その情報が坐骨神経に伝わって、坐骨神経が支配しているおしりや脚に症状があらわれるのです。

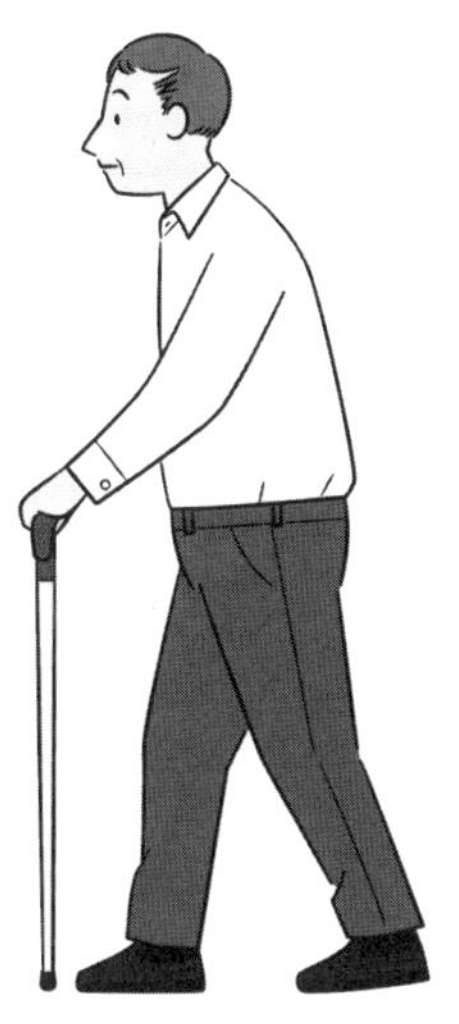

　骨粗しょう症による椎体骨折は腰部脊柱管狭窄症の原因となり、坐骨神経痛を引き起こすことがあります。梨状筋症候群（骨盤部の坐骨神経の出口で股関節を外に回す筋肉が坐骨神経を圧迫）や、帯状疱疹（帯状疱疹ウイルスによって坐骨神経が侵される）でも、坐骨神経痛のような症状が出ます。

　そのほかにも、子宮がんなどの婦人科系の病気、神経の病気、血管の病気、脊椎や馬尾の腫瘍、がんの骨転移などが坐骨神経痛のような症状を引き起こすことがあります。時に重篤な症状につながる病気もありますから、脚やおしりにしびれがあるから坐骨神経痛と自己判断せず、早めに整形外科を受診して原因をきちんと調べましょう。

## Q2 長く歩くと脚が痛くて立ち止まらなくてはならないのですが、腰部脊柱管狭窄症ですか？　ほかの病気の可能性もありますか？

**A** 長く歩くと脚が痛くて立ち止まらなくてはならないというのは、おそらく間欠跛行（かんけつはこう）と呼ばれる症状でしょう。少し休むとまた歩けるようになれば、確実に間欠跛行です。間欠跛行は、神経性跛行と血管性跛行の2つに大きく分けられます。神経性跛行を起こす代表的な病気が「腰部脊柱管狭窄症」、血管性跛行を起こす代表的な病気が「末梢動脈疾患」です。どちらも少し休むとまた歩けるようになるのは同じですが、休むときの姿勢に違いがあります。

休むときに椅子に座ったり、前かがみになったりするとよくなるのは腰部脊柱管狭窄症です。前かがみの姿勢をとることで脊柱管が広がるためです。一方、末梢動脈疾患の場合は休むときの姿勢に関係なく、立ち止まれば通常、症状はよくなります。神経性跛行が疑われる場合は整形外科を、血管性跛行が疑われる場合は血管外科を受診するとよいでしょう。

## Q3 脚がしびれるのですが、腰部脊柱管狭窄症ですか？

**A** 脚がしびれる原因は、腰部脊柱管狭窄症とは限りません。腰椎椎間板ヘルニアや、Q1であげた坐骨神経痛の原因になる病気でも脚の痛みやしびれが生じます。そのほか、脚に血液を送る血管が動脈硬化などで詰まってしまう末梢動脈疾患、更年期障害、うつ病、糖尿病や免疫疾患などにより生じる末梢動脈神経障害なども脚のしびれの原因となります。

## Q4 尿に勢いがないのですが、腰部脊柱管狭窄症と関係ありますか？

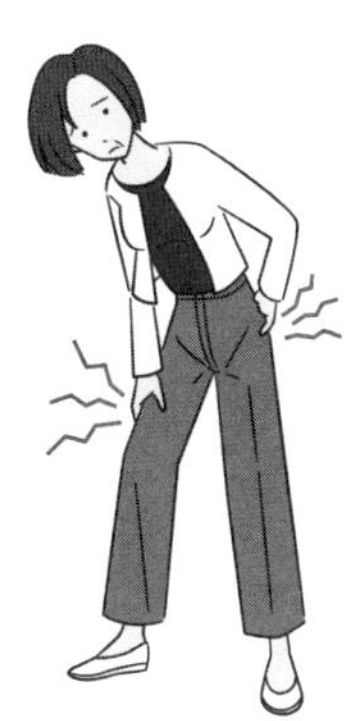

**A** 脊髄神経から分かれる馬尾神経は膀胱や直腸の動きに関係しています。馬尾神経が障害されると排尿・排便の異常が起こることがあるため、尿に勢いがないことと腰部脊柱管狭窄症とが無関係とはいいきれません。ただ、腰部脊柱管狭窄症では通常、脚の痛み、しびれ、間欠跛行などが最初にあらわれ、排尿障害が出るのは相当に病気が進行してからです。尿に勢いがない、排尿の途中で途切れる、尿が出始めるまで時間がかかるといった症状は、男性の場合は前立腺肥大症＊が原因となることが多く、その他にはまれですが、神経因性膀胱（脊髄疾患、脳血管疾患、糖尿病など）、重度の骨盤臓器脱（膀胱瘤、子宮脱）、骨盤内臓器の手術後（直腸がん、婦人科がん）、薬剤の有害事象などでも起こります。腰部脊柱管狭窄症の治療中に排尿障害を自覚した場合には担当医に相談しましょう。

＊**前立腺肥大症** ― 男性にしかない生殖器のひとつである前立腺がだんだん大きくなり、尿道が圧迫されて排尿困難、頻尿、夜間頻尿などさまざまな排尿障害を引き起こす病気。発症には男性ホルモンが関与するとされ、加齢とともに増加する。

## Q5 夜寝ているときに脚がよくつるのですが、腰部脊柱管狭窄症と関係ありますか？

**A** 「脚がつる」というのは、突然襲ってくる脚の筋肉のけいれんです。ふくらはぎ（こむら）に頻発することから、「こむら返り」とも呼ばれます。

夜間のこむら返りは高齢者ではよくみられる現象ですが、腰部脊柱管狭窄症の患者さんは特に頻度が高い症状です。しばしばふくらはぎやすねに発生します。こむら返りの原因はよくわかっていませんが、脊柱管が狭窄して神経が圧迫されると、その神経から筋肉に異常な信号が入ることが原因のひとつとして考えられています。

一般に、こむら返りは若い人でも運動時や筋肉が疲労した夜間によく起こりますが、病気の症状の一部であることもあります。たとえば血液中の水分不足、カルシウムなどの電解質のアンバランス、各種ビタミンの欠乏、肝硬変など内臓の病気、筋肉、神経の病気などでも、こむら返りが起こることがあり、注意が必要です。

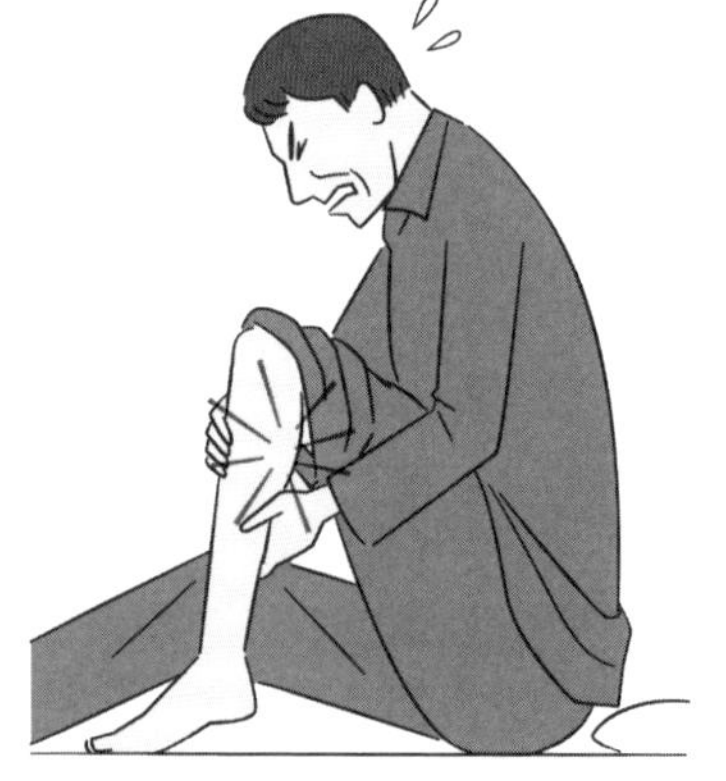

## Q6 予防のために日常生活で気をつけることは何ですか？

**A** 腰部脊柱管狭窄症は、主に老化によって骨や靱帯、椎間板が変性・変形し、脊柱管が狭くなる病気ですが、症状の発生には長年にわたる姿勢の悪さや無理な生活動作、運動不足などが関わっていることが多いものです。腰部脊柱管狭窄症の悪化や再発を予防するためには、日ごろから腰に負担をかけない姿勢や動作を心がけることが大切です。

姿勢では、できるだけ背骨のS字状カーブ（11ページ参照）を保つような正しい姿勢を体得するようにしましょう。S字状カーブが保たれるようになると、体重や運動の衝撃を背骨がうまく受け止め、腰への負担が軽くなります。ただ、油断すると姿勢はすぐに元に戻ってしまいます。気がついたら「正しい姿勢」を意識するようにし、姿勢の改善につなげるとよいでしょう。

また、車の運転やデスクワークなどで、長時間同じ姿勢を続けることも腰に負担をかけます。立ちっぱなし、座りっぱなしは避け、30分に1回ぐらいは休憩し、立ちっぱなしの人は座る、座りっぱなしの人は立ち上がるなど、姿勢を変えるようにします。

日常動作では、重い物を持ち上げる、重い物を持ったまま腰をひねるといった動作は極力避けるようにします。必要な場合は、できるだけ腰に負担がかからないように行います。

## Q7 ゴルフやテニスはしてよいですか？

**A** 腰部脊柱管狭窄症の患者さんでゴルフやテニスを続けたいという人は少なからずいます。これらのスポーツは前屈位で行うことが多く、腰部脊柱管狭窄症の患者さんでも何とか行うことができます。症状に応じてできる範囲で、継続していただいてかまいません。

ご高齢の方でも体を動かすことは全身の機能にとってもよいことですし、足腰の健康にとっても必要なことです。ただし、脚の痛みやしびれ、脱力が生じた場合は無理をせず休みを取りながら行ってください。

なお、趣味のゴルフやテニスをしっかり続けたいからという理由で手術を選択する人もいます。どんなスポーツがしたいか、そのためにはどうすればよいかなどについて、担当医とよく相談するとよいでしょう。

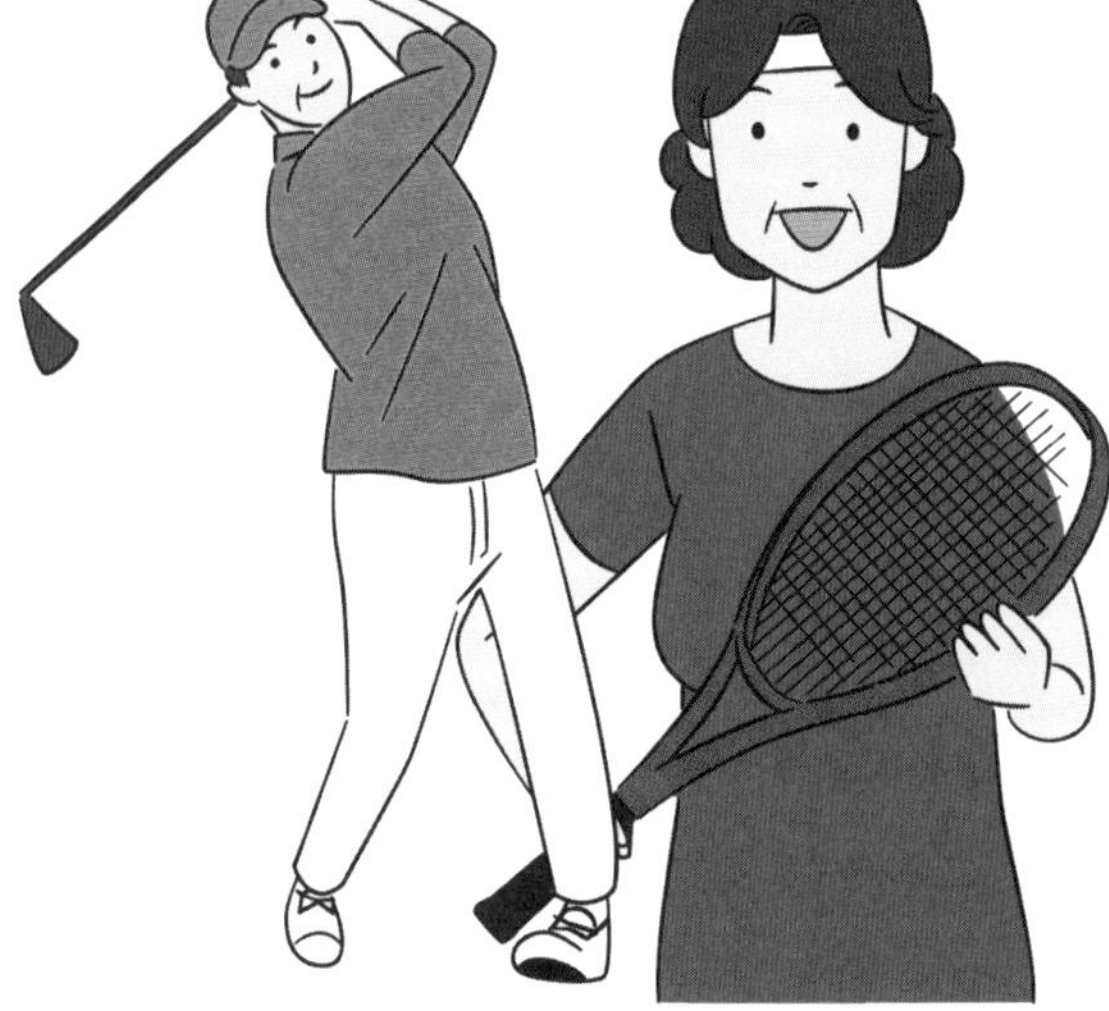

## Q8 お酒を飲んだり、たばこを吸ってもよいですか？

**A** タバコは「百害あって一利なし」といわれるように、肺がんや心筋梗塞、脳卒中などさまざまな健康被害をもたらすことはよく知られています。腰部脊柱管狭窄症も例外ではありません。腰部脊柱管狭窄症では、腰椎の馬尾神経や神経根が圧迫されるため、周辺組織への血流が悪くなっています。たばこに含まれるニコチンには血管を収縮させる作用があり、喫煙するとさらに血流が悪くなり、症状を悪化させる要因になります。

腰部脊柱管狭窄症と診断されたら、禁煙を心がけてください。

アルコールに関しては、厚生労働省が推進する国民健康づくり運動「健康日本21（第三次）」では1日平均男性で純アルコール約40g、女性で約20g以上の飲酒で生活習慣病のリスクが高まるとされています。約20gはビールなら中びん1本、日本酒なら1合、ワインなら4分の1本程度です。

ただし、その量未満なら飲んでいいというわけではなく、たとえ少量でも発症リスクの上がる病気（がんなど）はあります。また、アルコールと併用すると危険な薬もあります。腰部脊柱管狭窄症の人では鎮痛薬を服用していることもあるでしょうし、高齢者では複数の薬を服用しているケースも少なくありません。お酒を飲んでよいかは担当医とまずは相談してください。

## Q9 体重は落としたほうがよいですか？

**A** 体重が多いほど、ひざや腰にかかる負担が大きくなるのは確かです。また、内臓脂肪型肥満で、おなかがぽっこり出ているような人は、立っているときや歩くときにバランスを取ろうとして、背中を反らす姿勢になりがちです。この姿勢も腰に負担をかけ、腰部脊柱管狭窄症を悪化させます。

また、腰の脊柱管の中に脂肪が蓄積して腰部脊柱管狭窄症を引き起こす、あるいは悪化させることがあり（硬膜外脂肪腫症（こうまくがいしぼうしゅしょう））、肥満や脂質異常症などのメタボリックシンドローム＊の人に多いとされています。このように、肥満は腰部脊柱管狭窄症にとっては好ましくありませんので、適度な体重維持を心がける必要があります。

その一方で、無理なダイエットが腰痛を悪化させることもあります。食事制限だけで体重を減らそうとすると骨量や筋肉量が低下し、腰部脊柱管狭窄症や骨粗しょう症が悪化する要因になります。腰に負担をかけないダイエットを目指すなら、運動療法と上手に組み合わせて、必要な筋肉量と骨量を維持するように努めてください。

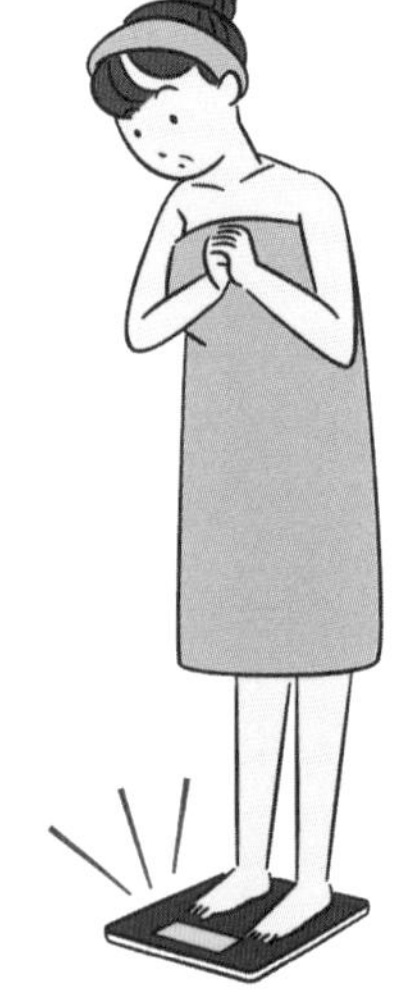

## Q10 脚のつりやしびれは手術をしたら治りますか?

**A** 脚のつりは、腰部脊柱管狭窄症でよくみられる症状です。脊柱管が狭窄して神経が圧迫されると、神経から筋肉に異常な信号が入り、筋肉がけいれんすることが原因のひとつと考えられています。

腰部脊柱管狭窄症の手術の目的は、神経を圧迫している原因を取り除くことです(第6章参照)。手術をすれば神経を圧迫している原因が取り除かれますから、脚のつりが治ると思われがちですが、実際は手術をしても改善しない、あるいは逆に悪化する場合もあります。

その原因は明らかではありませんが、術後に歩行距離が延びるなどして活動性が上がり、脚に疲労が蓄積することなどが考えられています。

脚のつりに対してはストレッチや風呂などで温める、筋肉をマッサージする、脱水に気をつける、マグネシウムが豊富な食事をとる(魚介類、海藻類、穀類、ナッツ類など)、脚のつりに効果があるとされる芍薬甘草湯(しゃくやくかんぞうとう)などの漢方薬の服用を行います。

また、「手術して神経の圧迫が治ったはずなのに、下半身や足の裏のしびれや違和感がよくならない」などの声も聞かれます。手術前に長期間、圧迫を受けた神経は変性が進んでいる可能性があり、残念ながら症状に対して期待した効果が得られない場合もあるのです。

＊**メタボリックシンドローム** — 腸のまわりに内臓脂肪が過剰に蓄積し、高血圧、脂質異常、高血糖が生じた状態で、心筋梗塞や脳卒中を発症するリスクが高いことがわかっている。日本では、ウエスト周囲径(おへその高さの腹囲)が男性85cm・女性90cm以上で、かつ血圧、血糖、脂質の3つのうち2つ以上が基準値から外れると、メタボリックシンドロームと診断される。

## Q11 歩くときに杖や歩行カートを使うのはどうですか？

A 杖やカートを使うと「年寄りっぽく見えるので嫌だ」という人もいますが、上手に活用するとより活動的な生活が送れるようになります。

杖は、脚にかかる負担を減らすことができますし、腰部脊柱管狭窄症の患者さんでは歩くときに体が少し前かがみになることで、脊柱管での神経の通りが改善されて間欠跛行も出にくくなります。

カート（シルバーカー、ショッピングカー）などの歩行補助具も同様です。前かがみの姿勢を保って歩くことで、症状が出にくくなります。自転車も転倒に気をつければ、腰部脊柱管狭窄症の方には有用な移動手段です。歩くのはつらいが、自転車ならどこにでも出かけられるという方もいらっしゃいます。また、腰部脊柱管狭窄症の患者さんは脚の脱力で転倒しやすくなっていることが多く、杖やカートを使うと転倒予防にもなります。特に高齢者は転ぶと簡単に骨折し、寝たきり予備群になりやすいですから、「転ばぬ先の杖」で、杖やカートを上手に活用したいものです。

## Q12 重い物を持ち上げてもよいですか？

A 重い物を持ち上げることは、背中を反らせる、急に腰をひねるなどと並んで、腰部脊柱管狭窄症の患者さんでは最も避けたほうがよい動作のひとつです。腰に大きな負担をかけるので、症状を悪化させる要因になります。

どうしても重い物を持ち上げなければならないときは、腰を曲げて腕だけの力で持ち上げようとせず、まずひざを曲げて腰を落とし、荷物を体に引き寄せてゆっくり持ち上げるなど、腰に負担がかからないような持ち上げ方を心がけてください。

## Q13 腰を温めたほうがよいですか？ 冷やしたほうがよいですか？

**A** 一般に、急性の腰痛は「冷やす」、慢性の腰痛は「温める」ことが基本です。急性の腰痛とは、けがやスポーツ後の腰痛やぎっくり腰の発症直後などで、患部が熱をもったり、赤みや腫れを伴ったりして痛む場合です。多くは冷やすと楽になります。保冷剤や氷嚢(ひょうのう)などを利用するとよいでしょう。

一方、慢性の腰痛は冷えると悪化することが多く、温めると楽になります。整形外科の治療でも、温熱療法が用いられており、温めると血管が広がって血行がよくなり、筋肉の緊張がゆるんで痛みが軽減します。急性の腰痛でも、発症後数日を過ぎたら温めたほうがよいでしょう。低温やけどに気をつけながら、使い捨てカイロやホットパックを利用すると便利です。ぬるめのお風呂にゆっくりつかることもおすすめです。

## Q14 スポーツジムなどで運動するのはどうですか？

**A** 腰部脊柱管狭窄症の患者さんでも、無理のない範囲で体を動かすことは必要です。自宅でコツコツやるのは根気が必要ですので、スポーツジムに通ったほうがかえって長続きする場合もあるでしょう。

おすすめは、軽いストレッチや体操、ウオーキングなどの有酸素運動です。ブリッジなどで腰を強く後屈したり、前屈位で重いバーベルを持ち上げたりするなど腰に強い負荷がかかるトレーニングは避け、四肢・体幹の比較的軽めの筋力強化のエクササイズを心がけましょう。プールでの水中歩行や水泳も、腰部脊柱管狭窄症の患者さんに向いています。水中では浮力のために足腰への負担が小さい一方で、水の抵抗で全身運動にもなる利点があります。

## Q15 特効薬はありますか？

**A** 腰部脊柱管狭窄症は脊柱管の中で神経が物理的に圧迫されて発症する病気のため、薬物療法で完治させることは困難です。薬物療法の目的は基本的に痛みをやわらげることで、消炎鎮痛薬などが用いられます。いわば対症療法です。しかし、いくつかの薬剤で一定の症状の緩和が得られることがわかっています。日本整形外科学会の診療ガイドラインでは非ステロイド性消炎鎮痛薬を神経根型もしくは腰痛を有する患者さんに短期間投与すること、血流改善薬であるリマプロストアルファデクスを馬尾型もしくは混合型の患者さんに投与することが推奨されています。

## Q16 神経ブロック注射で完全に治りますか？

**A** 神経ブロック注射は、神経の周囲や神経そのものに局所麻酔薬を注入し、痛みを取り除く治療法です。薬物療法と同様、対症療法のひとつです。神経根型の患者さんで、特に腰椎椎間板ヘルニア合併例などでは、神経ブロック注射で症状が顕著に改善する患者さんもいます。１回の注射で効果が長く持続する患者さんもいますし、くり返し注射することで痛みが徐々に軽くなっていく患者さんもいます。

## Q17 コルセットをしたほうがよいですか？

**A** コルセットは腰の動きを完全に止めることはできませんが、動きを一定程度制限すると思われます。腰が不安定なすべり症などによる腰部脊柱管狭窄症の患者さんにはある程度効果が期待できます。しかし効果には個人差がありますし、長期装着による腰まわりの筋肉の衰えや柔軟性の低下などの問題もあります。医師の指導下で適切なコルセットを装着しましょう。

## Q18 腰部脊柱管狭窄症は手術をしないと治りませんか？

**A** 腰部脊柱管狭窄症の患者さんが手術をしないとどうなるかについては昔から多くの研究がありますが、それらを大まかにまとめると大体3分の1が改善し、残りの3分の2があまり変わらないか悪化するとされています。改善する患者さんはもともと症状が軽く、神経根型の患者さんが多く含まれます。一方、馬尾型や腰椎の側弯を伴っている患者さんは経過がよくないとされています。手術が検討されるのは、保存療法では効果が得られず、日常生活に支障を来している場合です。前述のように馬尾型は進行しやすく、保存療法が無効なことが多いため、手術が必要になりやすいといえますが、症状が長引くと手術をしても症状が残ることが多いので早めに手術をすすめられることがあります。

## Q19 どのようになったら手術を受けたらよいですか？

**A** 一般的には、間欠跛行（かんけつはこう）で歩行が困難になったとき、脚の筋力低下を生じたとき、膀胱直腸障害で排尿・排便に困難が生じたときなど、仕事や日常生活に支障を来したときです。ただ、手術を受けるかどうかは、患者さん本人の希望や考え方しだいで変わってきます。たとえば高齢者では、間欠跛行があっても、自分の脚でゆっくりでも歩けるなら、入院が必要な手術は受けたくないと考える患者さんもいます。逆に、もっとアクティブに生活したいから早く手術を受けたいという人もいます。手術を受けるか受けないかは、自身がどう生きたいかという人生観やご本人を支えるまわりのご家族の考え方などとも関わってくるので、よく検討しましょう。

**Q20 脚やおしりの痛み・しびれで長い距離が歩けないのですが、手術をしたら歩けるようになりますか?**

**A** 手術をすると、多くの場合、歩く距離は大きく延びます。歩いたり体を動かしたりしたときに起こる脚やおしりの痛みなどの症状も、かなり改善されます。もっと長い距離を歩きたいという場合は、手術を考えてもよいと思います。

**Q21 手術にはどのようなものがありますか?**

**A** 腰部脊柱管狭窄症の手術は、神経の圧迫を取る手術（後方除圧術）が基本です。椎弓切除術（ついきゅうせつじょじゅつ）ともいい、椎弓という腰椎の骨の一部を切除することにより、神経への圧迫を取り除く方法です。内視鏡や顕微鏡を使った術式も普及しています。慶應義塾大学病院では、腰の筋肉や靱帯への負担が少なく、内視鏡を使った場合よりも短時間で手術を終えることができる「腰（よう）

椎棘突起縦割式後方除圧術」（80ページ参照）を行っています。腰椎変性すべり症などがある場合は、すべっている椎体を固定する「固定術」を加えることもあります。

## Q22 どのような病院で手術を受けるのがよいですか？

**A** 背骨の手術はほかの部位の手術と比較しても難易度が高く、習得するのが難しいといわれていて、熟練した技術と経験が必要です。安心して手術を受けるためには、背骨の手術の専門医がいる病院を選ぶとよいでしょう。現在かかっている病院や医師が専門医でない場合は、紹介してくれるはずです。

日本脊椎脊髄病学会＊では、背骨の病気の手術に関する知識と経験が豊富な医師として「脊椎脊髄外科指導医」の認定をしています。学会のホームページで認定医の名簿が公開されていますので、自分で病院を探したいときや、どんな医師がいるかなどを確認したいときには参考にしてください。

## Q23 腰部脊柱管狭窄症の手術は痛いですか？

**A** 全身麻酔で行われるので、手術中は痛みを感じません。手術後に麻酔が切れると、手術による痛みが出てきますが、術後には鎮痛薬を用いますし、最近では皮膚や筋肉を大きく切らない「低侵襲手術」（76ページ参照）を行うことが多いので、強い痛みで困ることはそれほど多くはありません。手術前はいろいろな不安があるものです。手術前には担当医や看護師が患者さん本人と家族に対して、具体的な手術の方法、結果の予想やリスク、合併症などについて説明します。患者さんや家族はその説明をしっかり聞いて、少しでも疑問や不安があるときは、遠慮なく医師に確認するようにしてください。

## Q24 手術にはどんな危険がありますか？

**A** 体にメスを入れる手術は、多かれ少なかれリスクを伴います。

手術後も感染などの合併症のリスクはゼロではありません。非常にまれではありますが、麻痺などの後遺症が残ることもあります。

最近は、手術の傷口をなるべく小さくし、体への負担を少なくする「低侵襲手術」が普及しています（76ページ参照）。内視鏡を使う「内視鏡下手術」や顕微鏡を使う「顕微鏡下手術」などがあります。慶應義塾大学病院では「腰椎棘突起縦割式後方除圧術」（80ページ参照）という体に負担が少ない術式を取り入れています。

こうした低侵襲手術は、術後の合併症や後遺症のリスクを減少させます。とはいえ、手術を受けるか受けないかは、患者さん本人の意思が尊重されます。

＊日本脊椎脊髄病学会ホームページ — https://ssl.jssr.gr.jp

## Q25 金属を入れる手術をしてはと医師にすすめられたのですが必要ですか？

**A** 金属を入れる手術というのは、「脊椎固定術」だと思われます。腰部脊柱管狭窄症に腰椎変性すべり症、腰椎分離すべり症や変性側弯症を併発したときなどに行われるものです。腰椎すべり症は椎骨が前方や後方、側方にすべり出した状態で、ずれた椎骨によって神経根が圧迫されるため、「椎弓切除術（ついきゅうせつじょじゅつ）」だけでは十分に神経の圧迫を取り除くことができない、比較的短期間に再発してしまう、腰の不安定のため腰痛や脚の痛みが残存してしまうなどと医師が判断したときに追加される手術です（78ページ参照）。ずれて不安定な脊椎同士を金属で固定します。

固定術を追加すると除圧術だけのときよりも症状の改善度は高くなることが多いですが、手術時間が長くなり、出血も多くなるなど、患者さんの負担は大きくなります。また、感染症などの合併症の頻度も除圧術単独よりも高くなり、その治療も困難となります。また、何年か経つと固定した隣の場所が狭窄を起こすことがあり（隣接椎間病変といいます）、再手術を要することもあります。このように固定術にもマイナス面がありますし、少しすべっている程度であれば除圧術で十分良好な結果が得られることも少なくありませんので、固定術を行うかどうかは担当医とよく相談してください。

## 主な参考文献


『腰部脊柱管狭窄症診療ガイドライン2021改訂第2版』
日本整形外科学会・日本脊椎脊髄病学会監修　南江堂

『これならわかる！整形外科の看護ケア』
松本守雄総監修　瀬戸美奈子監修　ナツメ社

『新版　坐骨神経痛がわかる本』戸山芳昭著　法研

『これで安心！腰痛・坐骨神経痛～痛み・しびれの悩みスッキリ解消！』
戸山芳昭監修　高橋書店

『名医が語る最新・最良の治療　腰部脊柱管狭窄症・腰椎椎間板ヘルニア』
高橋寛、渡辺航太他　法研

『腰椎椎間板ヘルニア・腰部脊柱管狭窄症　正しい治療がわかる本』
近藤泰児著　法研

『腰椎椎間板ヘルニアを治す』岡田英次朗著　法研

『ウルトラ図解　坐骨神経痛』久野木順一監修　法研

『ウルトラ図解　腰・ひざの痛み』柳本繁、岡田英次朗監修　法研

『ウルトラ図解　くび・肩・背中の痛み』手塚正樹監修　法研

### ◆ 受診前にまとめるメモ ◆◆◆

❶症状はできるだけ具体的に

・体のどの部分が、どういうふうに痛むか

・痛みはどのような状況で起こるか

・動くと痛いか、じっとしていても痛いか

・痛み以外の症状はあるか
（しびれ、違和感、脱力感、歩行障害、排泄異常など）

❷症状に気づいた時期

・急に始まったか

・異常を感じてからどのくらい経ったか

❸これまでにかかったことのある病気や、治療中の病気

・生活習慣病（高血圧、脂質異常症、糖尿病など）はあるか

・過去に大きなけがをしたことがあるか

❹仕事や生活の状況

・どんな仕事をしていて、どんな姿勢や動作が多いか

・症状のために、日常生活でどんなことに困っているか

■著者

**松本 守雄**

慶應義塾大学医学部整形外科教授

1986年慶應義塾大学医学部卒。米国ALBANY医科大学留学。2015年慶應義塾大学医学部整形外科教授・教室主任。慶應義塾大学病院・副院長を経て2021年9月より慶應義塾大学病院長。2019年・2020年日本整形外科学会理事長。

**渡辺 航太**

慶應義塾大学医学部整形外科准教授

慶應義塾大学医学部を卒業後、同大学整形外科に入局。米国ワシントン大学整形外科に留学後、慶應義塾大学医学部講師を経て現職。日本整形外科学会専門医・脊椎脊髄病外科指導医、日本脊椎インストゥルメンテーション学会評議員、日本側弯症学会理事、日本脊椎脊髄病学会評議員を務める。

■STAFF

デザイン／DTP：ローヤル企画（松村正広、池田玖美）

イラスト・図解：ゆずりはさとし

編集協力：石井典子、佐藤美恵

企画・編集：斉藤滋人

整形外科名医のワンテーマ深掘り

# 腰部脊柱管狭窄症・坐骨神経痛

2024年6月30日　第1刷発行

著　者　松本　守雄、渡辺　航太

発行者　東島　俊一

発行所　株式会社 法 研
〒104-8104　東京都中央区銀座1－10－1
https://www.sociohealth.co.jp

編集・制作　株式会社 研友企画出版
〒104-0061　東京都中央区銀座1－9－19 法研銀座ビル

印刷・製本　研友社印刷株式会社　0102

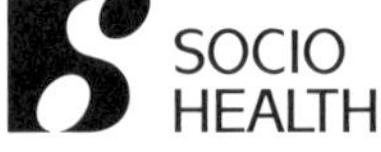





ISBN 978-4-86756-013-6　C0077　定価はカバーに表示してあります。